Errata

Seite 12
Als Abkürzung in 3. Reihe von oben muß zusätzlich eingetragen werden
3 E = Dreifacherwärmer (endokriner Meridian)

Seite 35
Der 1. MP. Hüftgelenk = 30. Magen liegt unterhalb des Leistenbandes am medialen Ansatz des Musculus pectineus neben der Symphyse. Der Bezugsstrich zum 2. MP. Hüftgelenk ist falsch eingezeichnet, derselbe gehört zum 30. Magenpunkt.

Seite 51
In drittletzter Zeile muß die Zahl 4 nach Summationspunkt gestrichen werden.

Auf Tafel 23, Seite 57, ist die Bezeichnung 61. Blase und 62. Blase verwechselt worden. Richtig muß die Bezeichnung
61. Blase = MP. Lendenwirbelsäule, Kreuzbein und Steißbein an dem untersten im Bild links gelegenen Punkt und die Bezeichnung 62. Blase = MP. hinteres Sprunggelenk an dem etwas oberhalb unter dem Malleolus fibulae gelegenen Punkt gesetzt werden.

Seite 129
MP. Na. da. = Nasenhöhlendach
anstelle von Na. ha.

Bitte wenden!

TOPOGRAPHISCHE LAGE DER MESSPUNKTE DER ELEKTROAKUPUNKTUR

Darstellung
von 183 Meßpunkten der Elektroakupunktur,
von weiteren 90 klassischen Akupunkturpunkten,
von 12 Meridianverläufen, von 3 Gefäßverläufen
und von Sekundärgefäßverbindungen des Lymphgefäßes
auf 32 Tafeln, 27 Bildern und 7 Schemata

von

Dr. med. REINHOLD VOLL

Bildband I

Überarbeitete und erweiterte 3. Auflage

MEDIZINISCH LITERARISCHE VERLAGSGESELLSCHAFT MBH, UELZEN

3. Auflage 1976

ISBN 3-88136-001-8
Gesamtherstellung: C. Beckers Buchdruckerei, Uelzen

Inhaltsverzeichnis

Reihenfolge der Tafeln

Reihenfolge der schematischen Darstellungen über die Sekundärgefäßverbindungen der 14 Lymphgefäßpunkte

Vorwort zum Bildband I

Der Bildband beinhaltet sowohl anatomische Tafeln mit Einzeichnung der Akupunkturpunkte, Meridiandarstellungen auf Bildern und schematische Darstellungen des Lymphgefäßes mit seinen Sekundärgefäßen.

Die auf den anatomischen Tafeln eingezeichneten Akupunkturpunkte entsprechen in der Größendarstellung nicht den natürlichen Verhältnissen. Der natürliche Akupunkturpunkt hat einen Durchmesser von 2 mm. Die Darstellung der anatomischen Verhältnisse auf den Tafeln entsprechen $^1/_3$, $^1/_2$, $^2/_3$, $^4/_5$ und $^1/_1$ der natürlichen Größe. Demnach wären auf den Tafeln im Bildwerk die Akupunkturpunkte — wenn man die wirkliche Größe eingezeichnet hätte — von unterschiedlicher Größe. Um die topographische Situation optisch schneller zu erfassen, wurde von mir bewußt der Akupunkturpunkt vergrößert dargestellt.

Den Meridianverlauf habe ich auf der Körperoberfläche eingezeichnet, und zwar jeden Meridian in einer Einzeldarstellung mit Ausnahme der Meridianverläufe im Gesicht, wo der Beginn des Blasenmeridians, das Ende des Konzeptionsgefäßes und des Gouverneurgefäßes zusammen auf einem Bild eingetragen sind.

Sonst wurde die Einzeichnung mehrerer Meridiane auf einem Bild von mir absichtlich nicht vorgenommen, da es zur Orientierung speziell für den sich Einarbeitenden verwirrend sein könnte.

Herbst 1967

Dr. Voll
Präsident der Internationalen Gesellschaft für Elektroakupunktur

Vorwort zur 2. Auflage des Bildbandes I

Nur wenige Punkte wurden in der Einzeichnung auf den anatomischen Tafeln geringfügig geändert. Ausnahmen sind auf Tafel 11, wo der 7. und 8. Lymphgefäßpunkt auf den Außenrand der Zeichnung verlegt werden mußte, und Tafel 22, wo der 10. Blasenpunkt im Abstand von 2 Querfingern von der Mittellinie plaziert wurde.

In den letzten 5 Jahren wurde im Rahmen der Weiterentwicklung der Elektroakupunktur-Diagnostik eine Reihe von neuen Punkten gefunden, die alle im Bildband II auf anatomischen Tafeln niedergelegt wurden. Dieser Band wird voraussichtlich im Herbst 1973 erscheinen. Im Anhang zum Bildband II sind sämtliche klassische Akupunkturpunkte auf anatomischen Tafeln mit ihren Meridianen eingezeichnet. Damit erhält man einen Überblick über sämtliche Meridianverläufe in den einzelnen Körperabschnitten. Diese Kenntnisse sind Voraussetzung zum Verständnis der diagnostischen und therapeutischen Zusammenhänge in dem patho-physiologischen Denken der Akupunktur und Elektroakupunktur.

Frühjahr 1973

Dr. Voll
Begründer der Elektroakupunktur
Ehrenpräsident der Internationalen Gesellschaft
für Elektroakupunktur nach Voll

Vorwort zur 3. Auflage des Bildbandes I

In der 3. Auflage sind erstmalig die Akupunkturpunkte in der gleichen Größe eingetragen (also verkleinert gegenüber 1. und 2. Auflage) wie im Bildband II. Damit ist die topographische Lage der Akupunkturpunkte noch genauer ersichtlich.

Weiter wurden in dieser Auflage die von der Elektroakupunktur (EAV) neu gefundenen Meßpunkte durch Einrahmung auf den anatomischen Tafeln (nicht Bildern) gekennzeichnet. Somit sind für den Kenner der klassischen Akupunktur die durch die EAV erweiterten Möglichkeiten schnell und leicht ersichtlich.

Nur ein Punkt mußte auf den anatomischen Tafeln geändert werden, und zwar handelt es sich um den Meßpunkt für Zungentonsille auf Tafel 6. Dieser Punkt wurde auf Bild 22 ebenfalls geändert. Ferner wurde auch die Lage des 2. Kreislaufmeridianpunktes auf Bild 15 geändert.

18 Gelenkmeßpunkte wurden neu in die anatomischen Tafeln eingetragen. Der gelenkbehandelnde Arzt ist somit in der Lage, die Gelenkmeßpunkte schnell auf den Tafeln einzusehen, wobei der Hinweis auf die noch anderen Gelenkmeßpunkte der großen Gelenke ihn sofort in die Lage versetzt, die weiteren Meßpunkte auf den Tafeln schnell zu finden.

Nachdem der Bildband II keinerlei Gelenkmeßpunkte zur Darstellung bringt, wurde dieses in der neuen Auflage des Bildbandes I nachgeholt. Auch die differenzierten 3 Meßpunkte für die Wirbelsäulenabschnitte wurden in diesem Band auf den anatomischen Tafeln aufgenommen und die Lagebeschreibung dieser Punkte, die nicht im Textband vorhanden ist, auf Seite 169 vorgenommen.

Somit sind in diesem Band alle in der Elektroakupunktur bekannten Meßpunkte für die Gelenke einschließlich Wirbelsäule vorhanden. Damit konnte eine bisher in den Elektroakupunkturbildbänden vorhandene Lücke geschlossen werden.

Bis Ende des Jahres erscheint dieser Bildband I in englischer, französischer und spanischer Sprache.

Plochingen, Januar 1976

Dr. Voll

MP. = Meßpunkt
SMP. = Summationsmeßpunkt
3 E = Dreifacherwärmer

Klassische Akupunkturpunkte als Meßpunkte der Elektroakupunktur nach Voll (EAV)

11. Lunge	= MP. Lungenparenchym
1. Dickdarm rechts	= MP. Colon transversum rechter Anteil
2. Dickdarm rechts	= MP. Flexura coli dextra
3. Dickdarm rechts	= MP. Colon ascendens
4. Dickdarm rechts	= MP. Coecum
5. Dickdarm	= 1. MP. proximales Handgelenk radialer Gelenkabschnitt
9. Kreislauf	= SMP. Arterien
1. Dreifacherwärmer	= SMP. Nebenniere und Keimdrüse
2. Dreifacherwärmer	= SMP. Schilddrüse, Nebenschilddrüse und Thymus
3. Dreifacherwärmer	= SMP. Hypophyse und Epiphyse
4. Dreifacherwärmer	= MP. distales Handgelenk (Articulatio intercarpea)
9. Herz rechts	= MP. Pulmonalklappe
1. Dünndarm rechts	= MP. rechtsseitig gelegenes Ileum
2. Dünndarm rechts	= MP. Duodenum pars horizontalis inferior
3. Dünndarm rechts	= MP. Duodenum pars descendens mit Papilla duodeni (Vatersche Papille)
4. Dünndarm rechts	= MP. Duodenum pars horizontalis superior
5. Dünndarm	= 2. MP. proximales Handgelenk Discus articularis Abschnitt
6. Dünndarm	= MP. Halswirbelsäule

Lagebeschreibung dieses Punktes siehe Seite 168

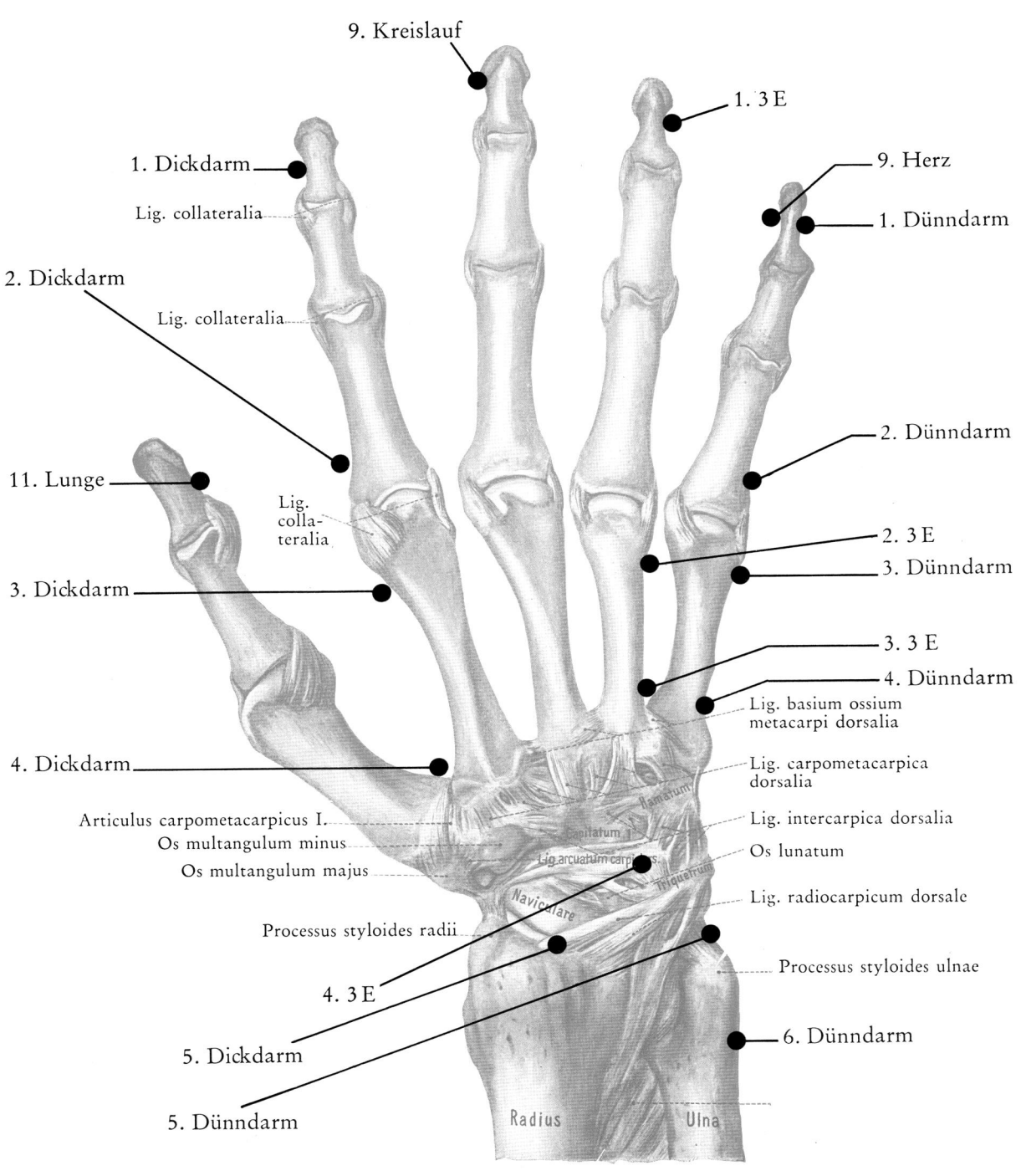

9. Kreislauf

1. 3 E

1. Dickdarm

Lig. collateralia

9. Herz

1. Dünndarm

2. Dickdarm

Lig. collateralia

2. Dünndarm

11. Lunge

Lig. collateralia

2. 3 E

3. Dünndarm

3. Dickdarm

3. 3 E

4. Dünndarm

Lig. basium ossium metacarpi dorsalia

4. Dickdarm

Lig. carpometacarpica dorsalia

Articulus carpometacarpicus I.

Os multangulum minus

Os multangulum majus

Hamatum

Capitatum

Lig. arcuatum carpi

Naviculare

Triquetrum

Lig. intercarpica dorsalia

Os lunatum

Lig. radiocarpicum dorsale

Processus styloides radii

Processus styloides ulnae

4. 3 E

5. Dickdarm

6. Dünndarm

5. Dünndarm

Radius

Ulna

Tafel 1. Meßpunkte auf dem Handrücken und auf dem Handgelenk

MP. = Meßpunkt
HP. = Hinweispunkt
SMP. = Summationsmeßpunkt

Klassische Akupunkturpunkte als Meßpunkte der EAV

8. Herz rechts	= MP. Trikuspidalklappe
7. Herz	= MP. Reizleitungssystem
6. Herz	= MP. Herzmuskel
8. Kreislauf	= SMP. Venen
7. Kreislauf	= MP. Herzkranzgefäße
10. Lunge	= MP. Bronchien
9. Lunge	= MP. Trachea
8. Lunge	= MP. Armvenen

Neue EAV-Meßpunkte (durch Umrahmung gekennzeichnet)

1. Lymphgefäßpunkt	= MP. Tonsilla palatina
2. Lymphgefäßpunkt	= HP. Lymphabfluß der Kiefer
3. Lymphgefäßpunkt	= HP. Lymphabfluß der Nasennebenhöhlen

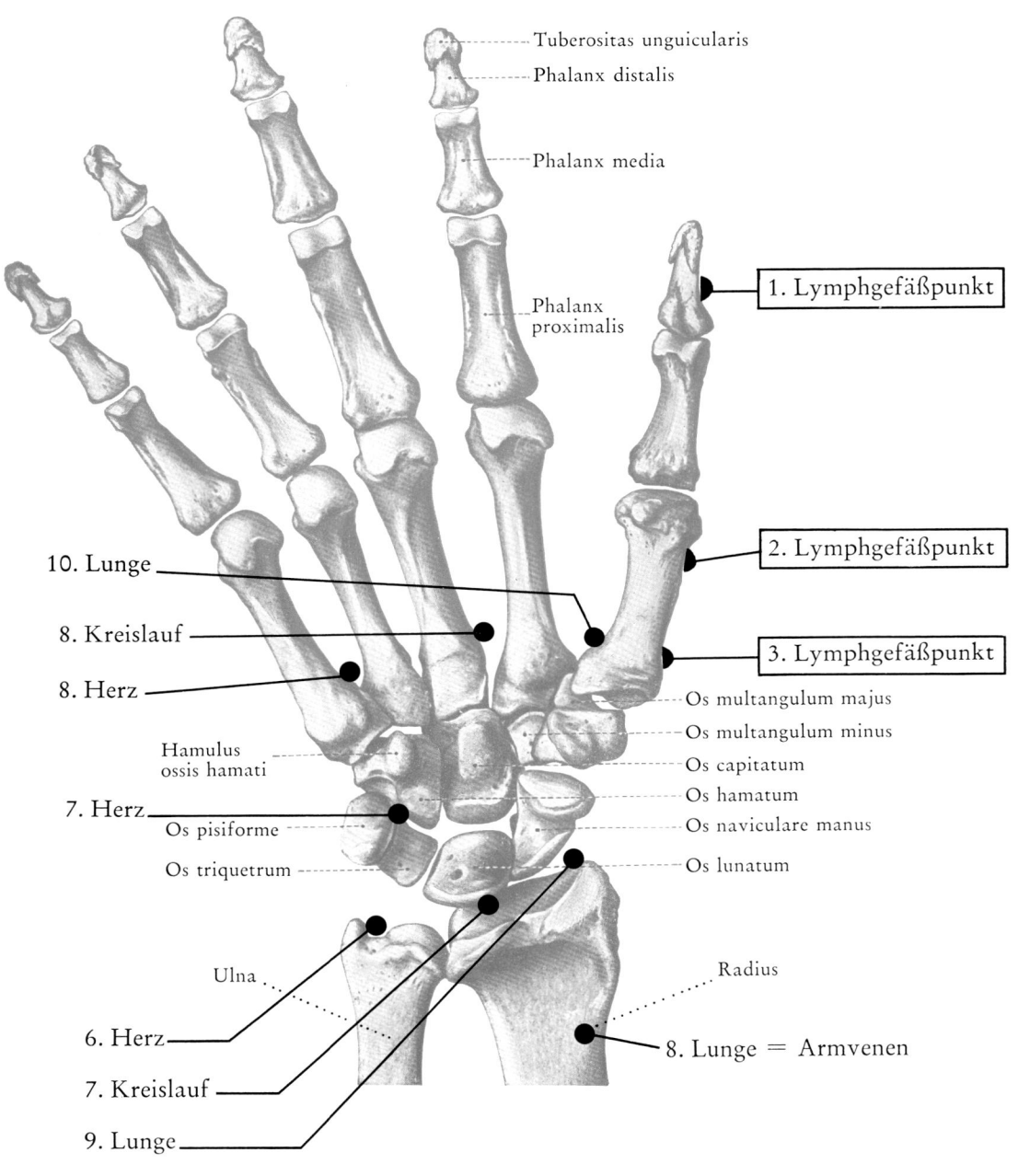

Tuberositas unguicularis

Phalanx distalis

Phalanx media

Phalanx proximalis

1. Lymphgefäßpunkt

2. Lymphgefäßpunkt

3. Lymphgefäßpunkt

10. Lunge

8. Kreislauf

8. Herz

Hamulus ossis hamati

7. Herz

Os pisiforme

Os triquetrum

Ulna

6. Herz

7. Kreislauf

9. Lunge

Os multangulum majus
Os multangulum minus
Os capitatum
Os hamatum
Os naviculare manus
Os lunatum

Radius

8. Lunge = Armvenen

Tafel 2. Meßpunkte in der Innenhand

15

MP. = Meßpunkt
SMP. = Summationsmeßpunkt

Klassische Akupunkturpunkte als Meßpunkte der EAV

1. Pankreas	= MP. für die Leistung der Eiweißfermentbildung
2. Pankreas	= MP. für die Leistung der Nukleasenfermentbildung
3. Pankreas	= MP. für die Leistung der Kohlehydratfermentbildung
4. Pankreas	= MP. für die Leistung der Fettfermentbildung
5. Pankreas bzw. 5. Milz	= 1. MP. für oberes Sprunggelenk für den inneren medialen Gelenkabschnitt
1. Leber	= MP. Zentralvenensystem
2. Leber	= MP. Leberzelle
3. Leber	= MP. perivasculäres bzw. periportales Feld
4. Leber	= MP. für vorderes Sprunggelenk
45. Magen rechts	= MP. Pylorus
44. Magen rechts	= MP. Antrum pyloricum
43. Magen rechts	= MP. Magenkörper und zwar der kurze zum Pars pylorica ansteigende Anteil
41. Magen	= 2. MP. für oberes Sprunggelenk für den vorderen lateralen Gelenkabschnitt
44. Gallenblase rechts	= MP. Ductus choledochus
43. Gallenblase rechts	= MP. Ductus cysticus
42. Gallenblase rechts	= MP. Gallenblase
41. Gallenblase rechts	= MP. Ductuli biliferi im rechten Leberlappen
67. Blase	= MP. Harnblasenkörper
66. Blase	= MP. Trigomun vesicae
65. Blase	= SMP. Prostata, Samenblase, Samenhügel, Penis, Urethra beim Mann; Vagina, Uterus, Ligamentum latum, Urethra bei der Frau
64. Blase	= SMP. Nebenhoden, Samenstrang beim Mann; Tuba uterina bei der Frau.

Neue EAV-Meßpunkte (durch Umrahmung gekennzeichnet)

1. Niere	= MP. Nierenbecken

In der klassischen Akupunktur liegt 1. Niere auf der Fußsohle zwischen den distalen Enden von Os metatarsale II und III.

1. Haut	= MP. Haut unterer Körperabschnitt und untere Extremität
2. Haut	= MP. Haut oberer Körperabschnitt einschließlich Hals, Nacken und obere Extremität
3. Haut	= MP. Haut des Gesichtes und des Kopfes einschl. Haare

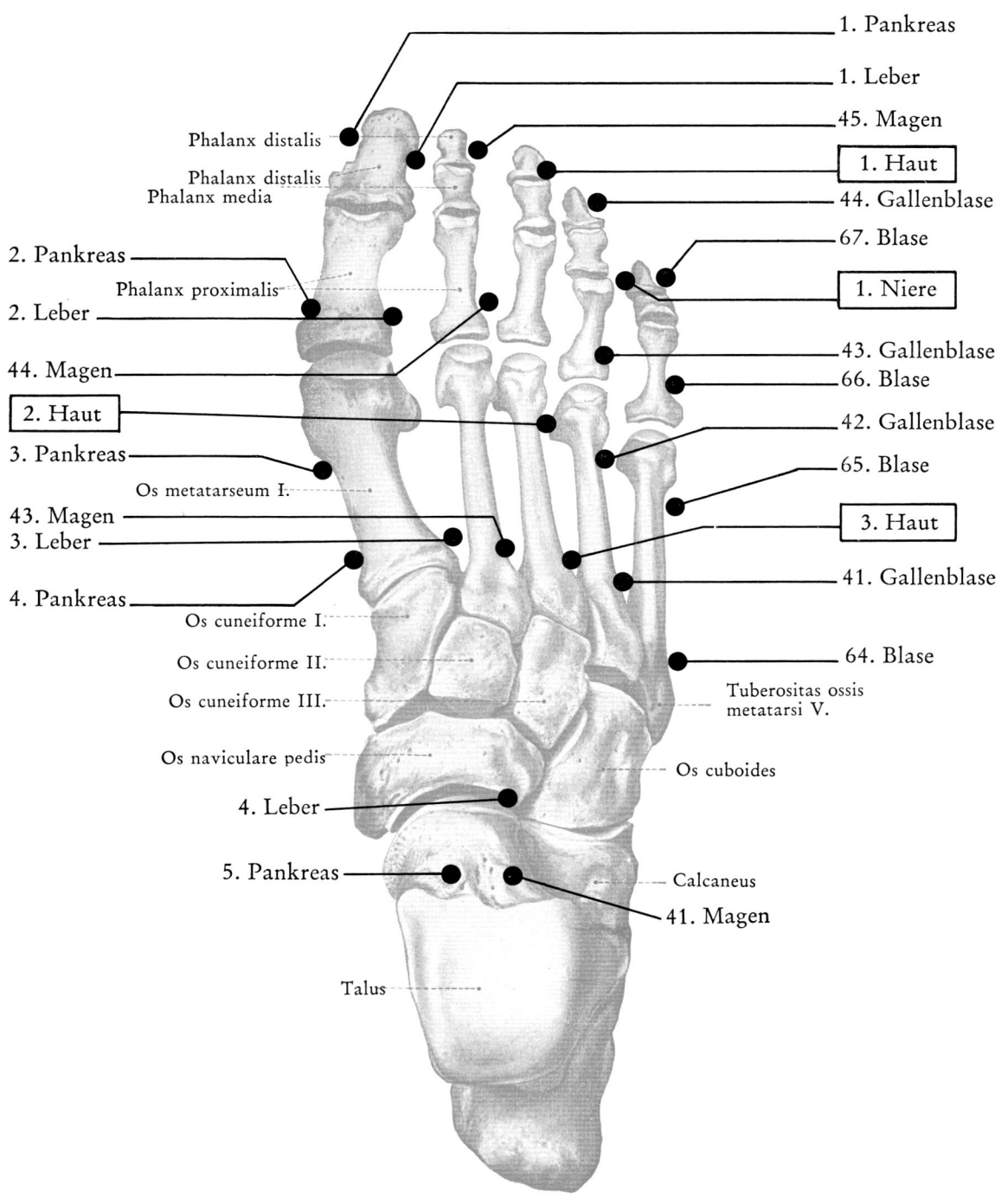

1. Pankreas

1. Leber

45. Magen

1. Haut

44. Gallenblase

67. Blase

1. Niere

43. Gallenblase

66. Blase

42. Gallenblase

65. Blase

3. Haut

41. Gallenblase

64. Blase

Phalanx distalis

Phalanx distalis
Phalanx media

2. Pankreas

Phalanx proximalis

2. Leber

44. Magen

2. Haut

3. Pankreas

Os metatarseum I.

43. Magen

3. Leber

4. Pankreas

Os cuneiforme I.

Os cuneiforme II.

Os cuneiforme III.

Os naviculare pedis

Tuberositas ossis
metatarsi V.

Os cuboides

4. Leber

Calcaneus

5. Pankreas

41. Magen

Talus

Tafel 3. Meßpunkte an den Zehen und auf dem Fußrücken

2. MP. hinteres Sprunggelenk siehe Tafel 23, Seite 57
3. MP. oberes Sprunggelenk siehe Tafel 17, Seite 45

17

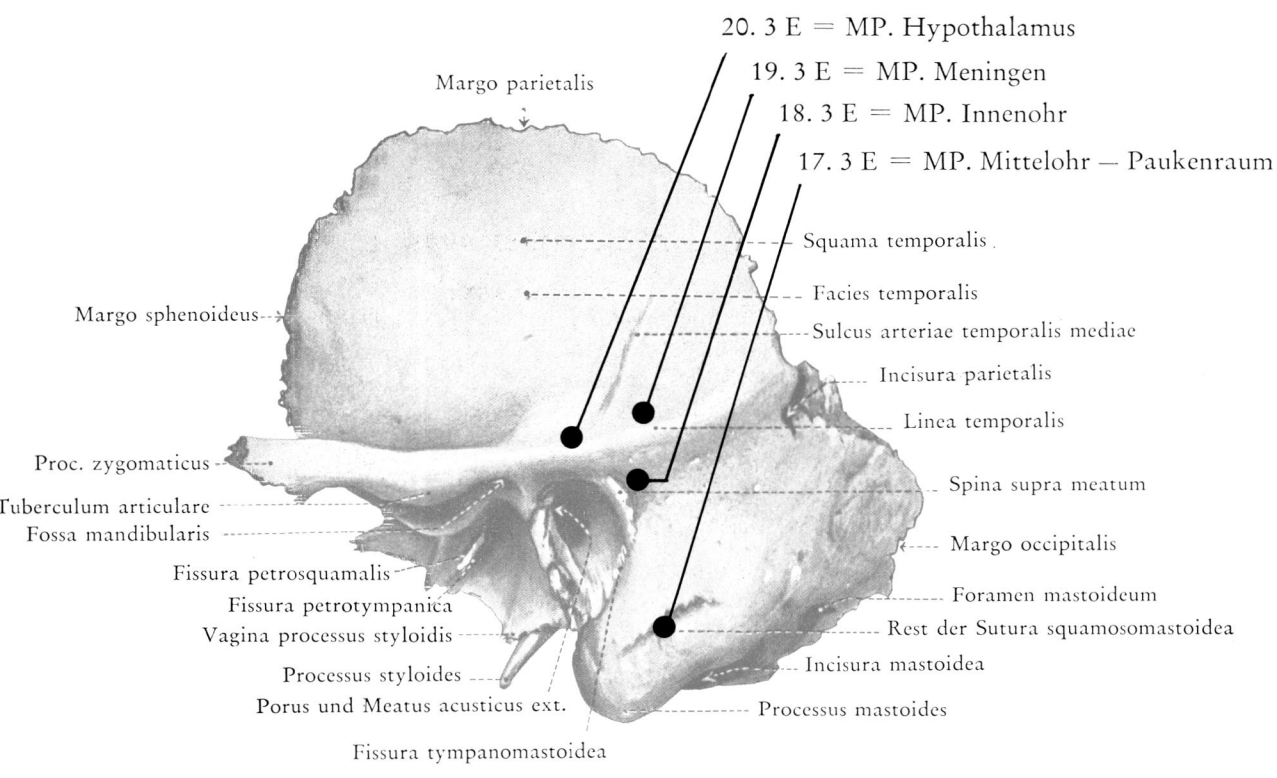

20. 3 E = MP. Hypothalamus
19. 3 E = MP. Meningen
18. 3 E = MP. Innenohr
17. 3 E = MP. Mittelohr — Paukenraum

Margo parietalis

Margo sphenoideus

Proc. zygomaticus
Tuberculum articulare
Fossa mandibularis
Fissura petrosquamalis
Fissura petrotympanica
Vagina processus styloidis
Processus styloides
Porus und Meatus acusticus ext.
Fissura tympanomastoidea

Squama temporalis
Facies temporalis
Sulcus arteriae temporalis mediae
Incisura parietalis
Linea temporalis
Spina supra meatum
Margo occipitalis
Foramen mastoideum
Rest der Sutura squamosomastoidea
Incisura mastoidea
Processus mastoides

Tafel 4. Meßpunkte in der hinteren Ohrgegend

19

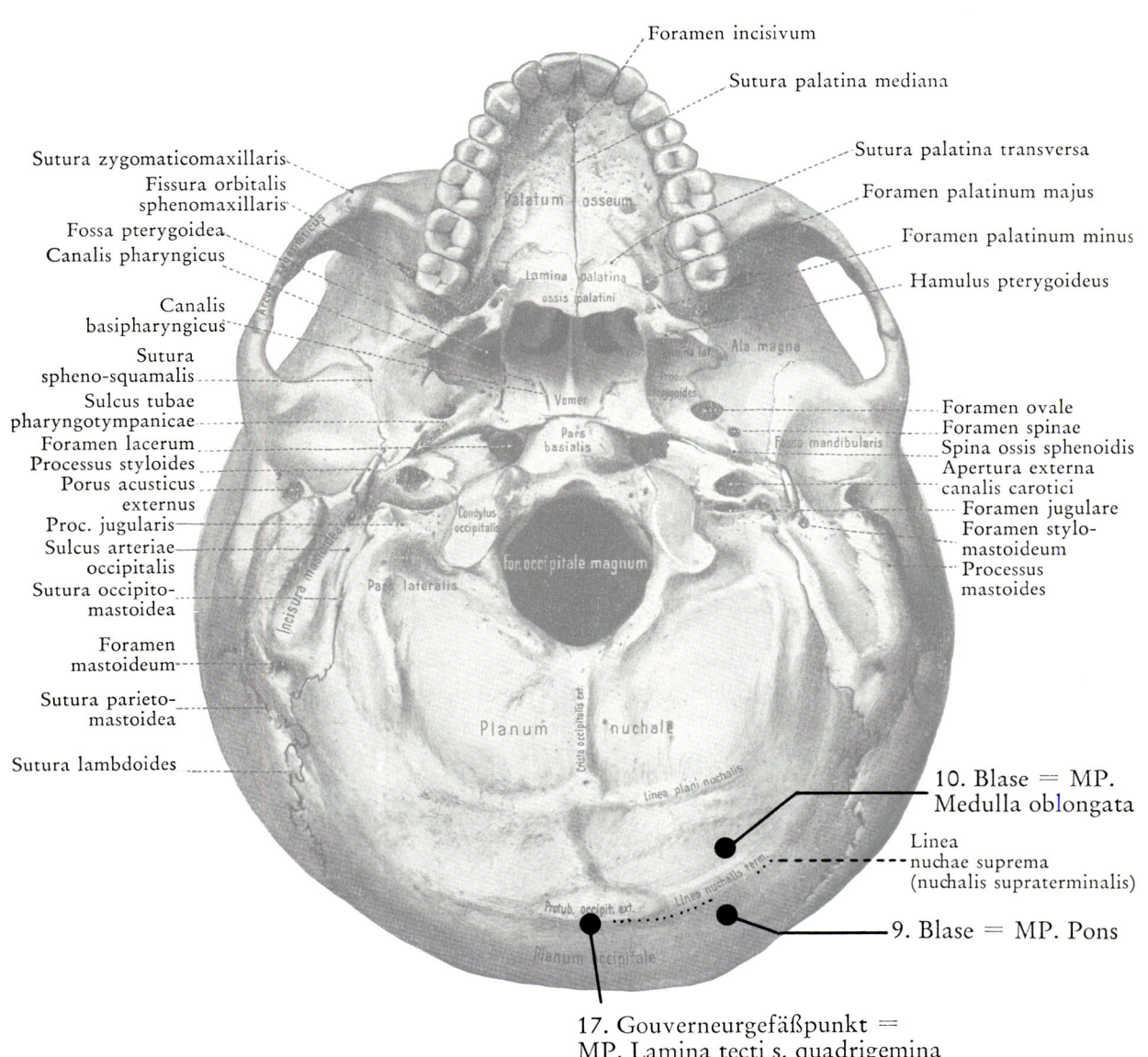

Foramen incisivum

Sutura palatina mediana

Sutura palatina transversa

Foramen palatinum majus

Foramen palatinum minus

Hamulus pterygoideus

Sutura zygomaticomaxillaris

Fissura orbitalis sphenomaxillaris

Fossa pterygoidea

Canalis pharyngicus

Canalis basipharyngicus

Sutura spheno-squamalis

Sulcus tubae pharyngotympanicae

Foramen lacerum

Processus styloides

Porus acusticus externus

Proc. jugularis

Sulcus arteriae occipitalis

Sutura occipito-mastoidea

Foramen mastoideum

Sutura parieto-mastoidea

Sutura lambdoides

Foramen ovale

Foramen spinae

Spina ossis sphenoidis

Apertura externa canalis carotici

Foramen jugulare

Foramen stylo-mastoideum

Processus mastoides

Palatum osseum

Lamina palatina ossis palatini

Vomer

Pars basialis

Condylus occipitalis

for. occipitale magnum

Pars lateralis

Ala magna

Fossa mandibularis

Planum nuchale

Linea plani nuchalis

Linea nuchalis term.

Protub. occipit. ext.

Planum occipitale

10. Blase = MP. Medulla oblongata

Linea nuchae suprema (nuchalis supraterminalis)

9. Blase = MP. Pons

17. Gouverneurgefäßpunkt = MP. Lamina tecti s. quadrigemina

Tafel 5. Meßpunkte am unteren Hinterkopf

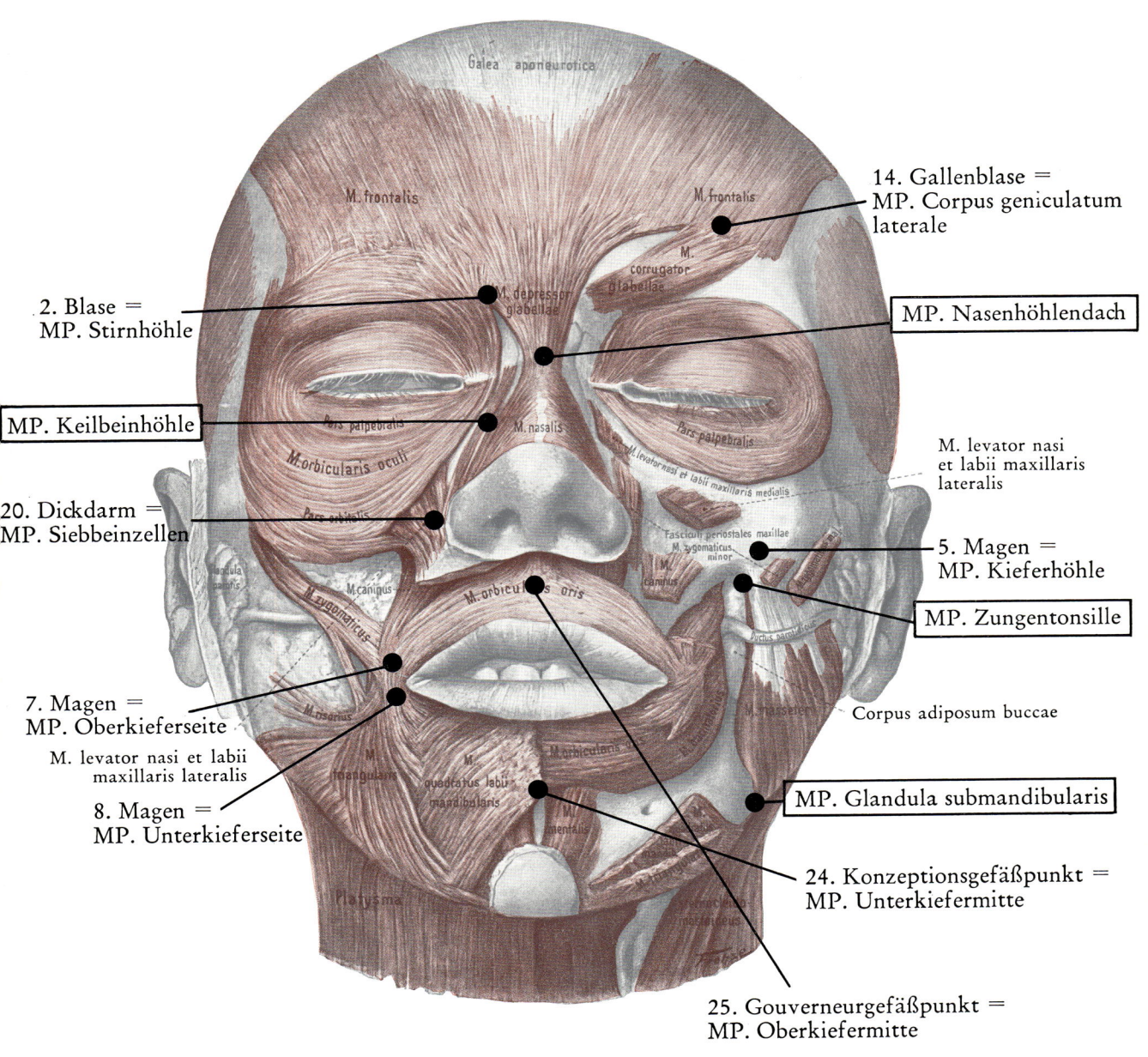

14. Gallenblase =
MP. Corpus geniculatum
laterale

MP. Nasenhöhlendach

2. Blase =
MP. Stirnhöhle

MP. Keilbeinhöhle

M. levator nasi
et labii maxillaris
lateralis

20. Dickdarm =
MP. Siebbeinzellen

5. Magen =
MP. Kieferhöhle

MP. Zungentonsille

7. Magen =
MP. Oberkieferseite

M. levator nasi et labii
maxillaris lateralis

8. Magen =
MP. Unterkieferseite

Corpus adiposum buccae

MP. Glandula submandibularis

24. Konzeptionsgefäßpunkt =
MP. Unterkiefermitte

25. Gouverneurgefäßpunkt =
MP. Oberkiefermitte

Tafel 6. Meßpunkte im Gesicht

Der Meßpunkt Zungentonsille liegt auf gleicher Höhe wie der Meßpunkt Oberkiefermitte

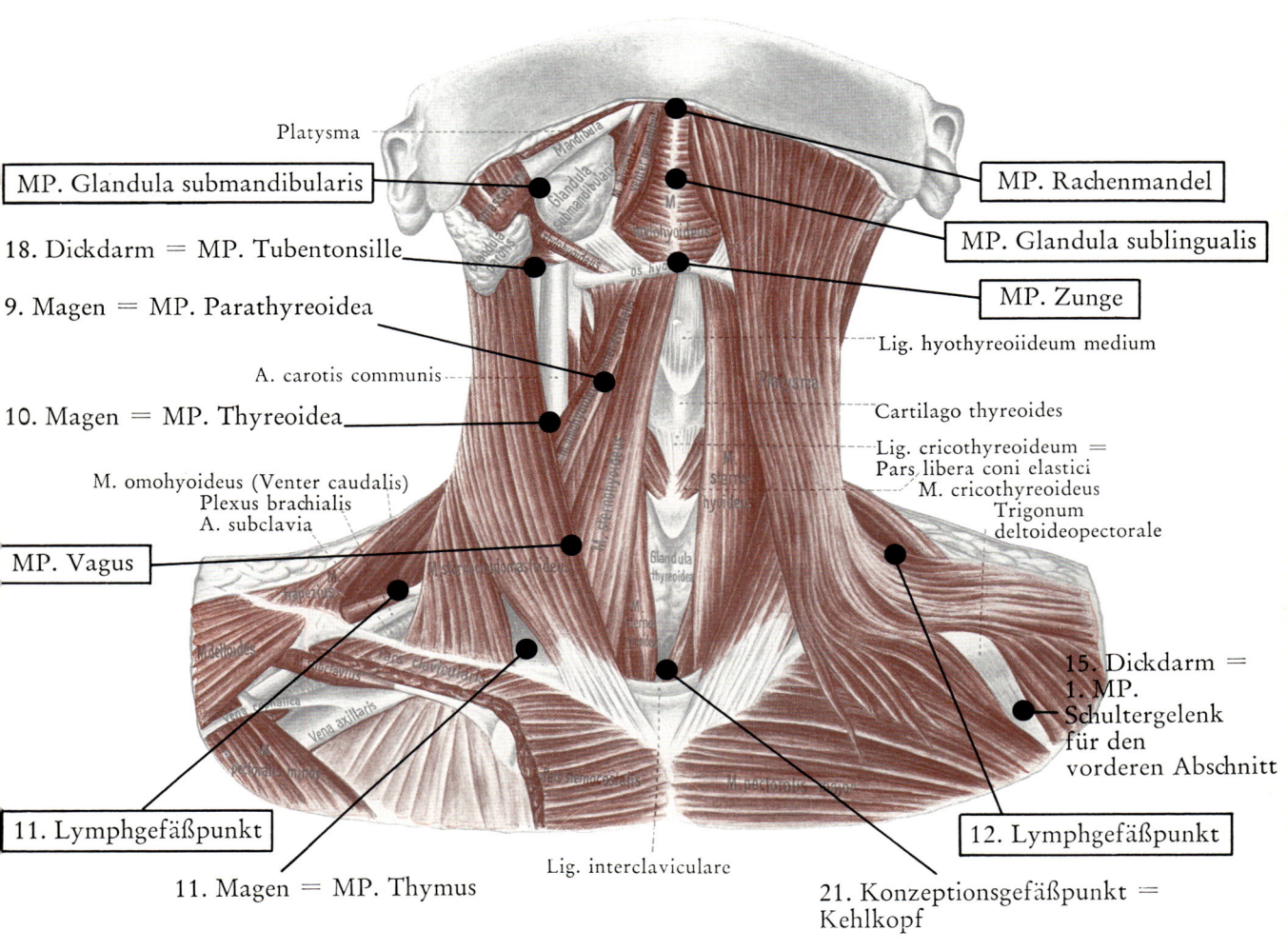

Platysma

MP. Glandula submandibularis

18. Dickdarm = MP. Tubentonsille

9. Magen = MP. Parathyreoidea

A. carotis communis

10. Magen = MP. Thyreoidea

M. omohyoideus (Venter caudalis)
Plexus brachialis
A. subclavia

MP. Vagus

11. Lymphgefäßpunkt

11. Magen = MP. Thymus

Lig. interclaviculare

MP. Rachenmandel

MP. Glandula sublingualis

MP. Zunge

Lig. hyothyreoiideum medium

Cartilago thyreoides

Lig. cricothyreoideum =
Pars libera coni elastici
M. cricothyreoideus
Trigonum
deltoideopectorale

15. Dickdarm =
1. MP.
Schultergelenk
für den
vorderen Abschnitt

12. Lymphgefäßpunkt

21. Konzeptionsgefäßpunkt =
Kehlkopf

Tafel 7. Meßpunkte der vorderen Halsgegend

15. Dickdarm = 1. MP. Schultergelenk für den vorderen Abschnitt

25

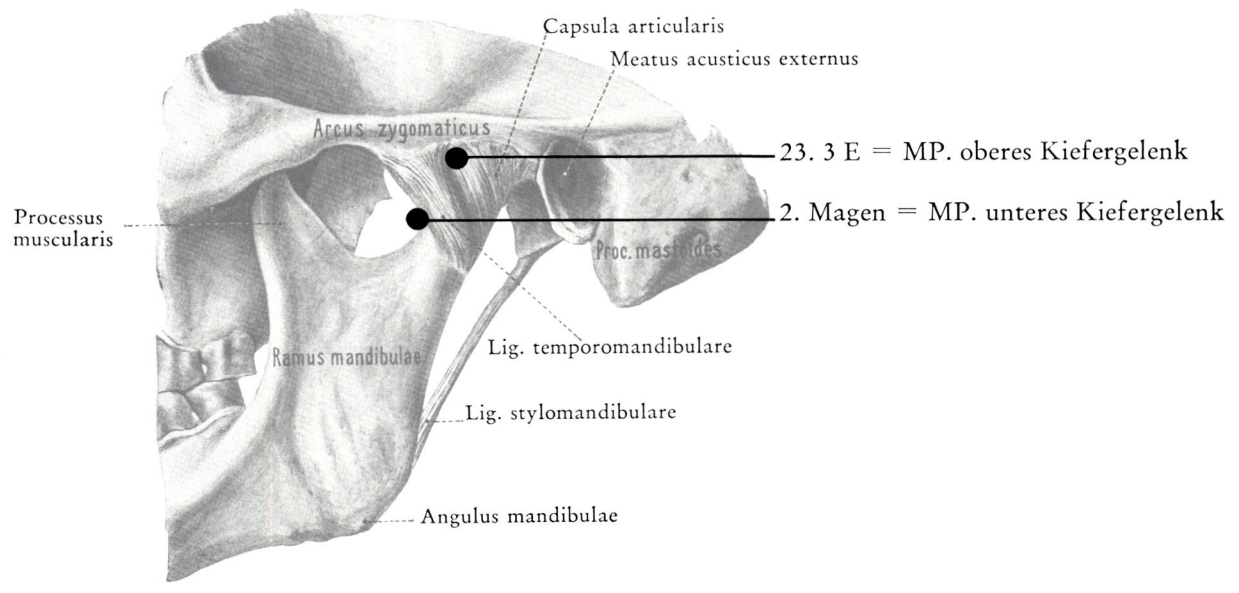

Capsula articularis

Meatus acusticus externus

Arcus zygomaticus

23. 3 E = MP. oberes Kiefergelenk

2. Magen = MP. unteres Kiefergelenk

Proc. mastoides

Processus muscularis

Lig. temporomandibulare

Ramus mandibulae

Lig. stylomandibulare

Angulus mandibulae

Tafel 8. Meßpunkte des Kiefergelenkes

27

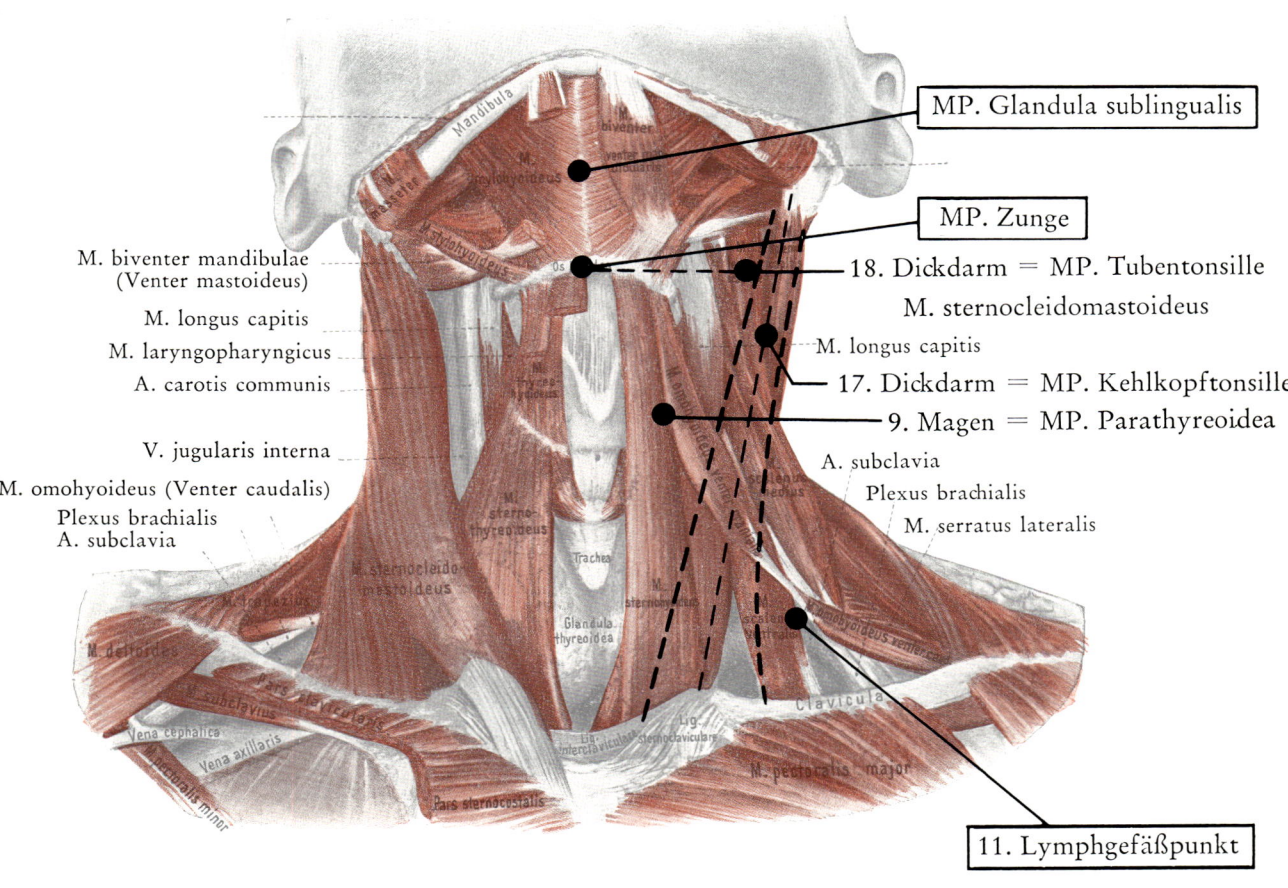

MP. Glandula sublingualis

MP. Zunge

M. biventer mandibulae
(Venter mastoideus)

M. longus capitis

M. laryngopharyngicus

A. carotis communis

V. jugularis interna

M. omohyoideus (Venter caudalis)

Plexus brachialis
A. subclavia

18. Dickdarm = MP. Tubentonsille

M. sternocleidomastoideus

M. longus capitis

17. Dickdarm = MP. Kehlkopftonsille

9. Magen = MP. Parathyreoidea

A. subclavia

Plexus brachialis

M. serratus lateralis

11. Lymphgefäßpunkt

Tafel 9. Meßpunkte der oberen Halsgegend

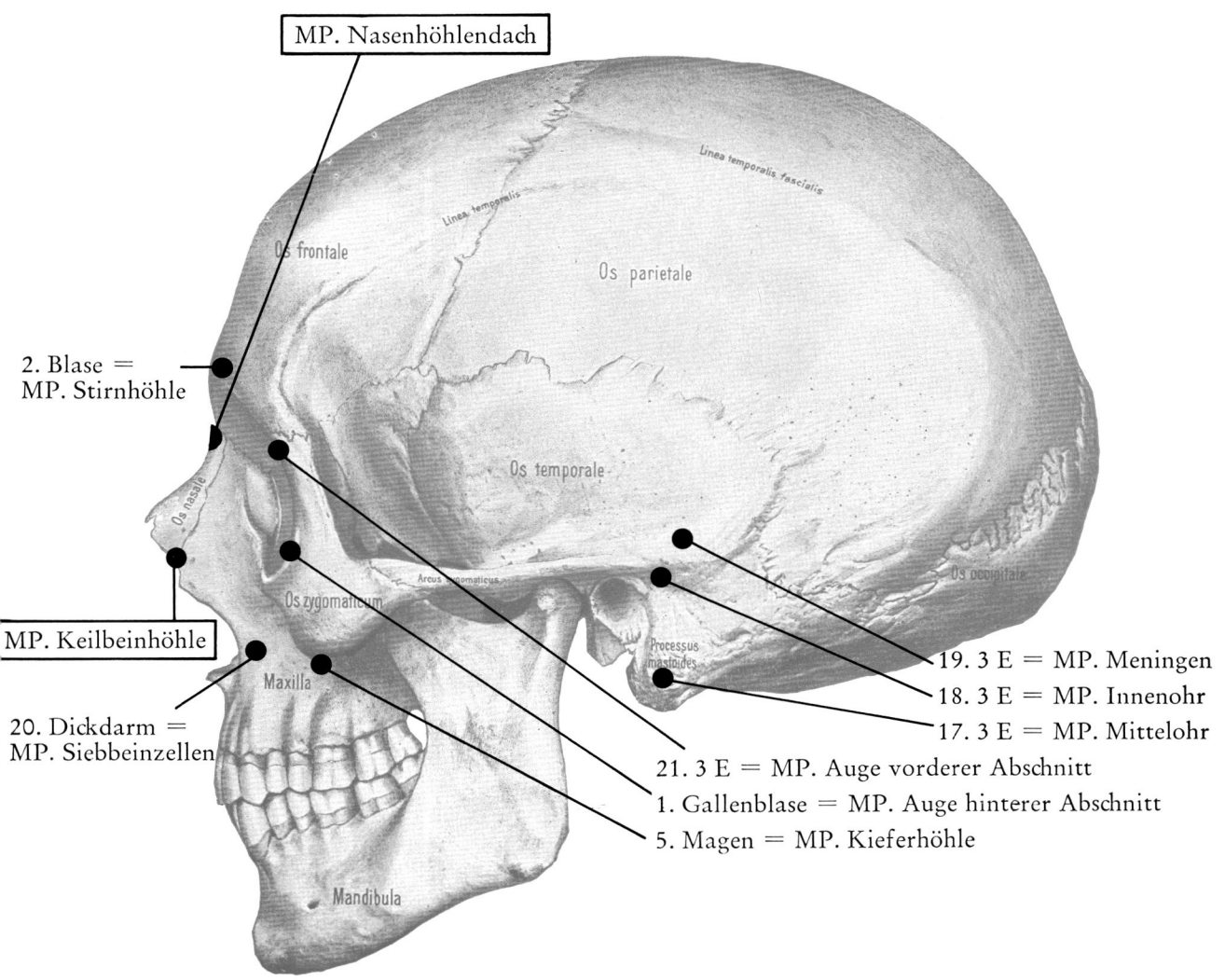

MP. Nasenhöhlendach

2. Blase =
MP. Stirnhöhle

MP. Keilbeinhöhle

20. Dickdarm =
MP. Siebbeinzellen

19. 3 E = MP. Meningen

18. 3 E = MP. Innenohr

17. 3 E = MP. Mittelohr

21. 3 E = MP. Auge vorderer Abschnitt

1. Gallenblase = MP. Auge hinterer Abschnitt

5. Magen = MP. Kieferhöhle

Tafel 10. Meßpunkte von Nasennebenhöhlen, Auge, Ohr und Hirnhäute

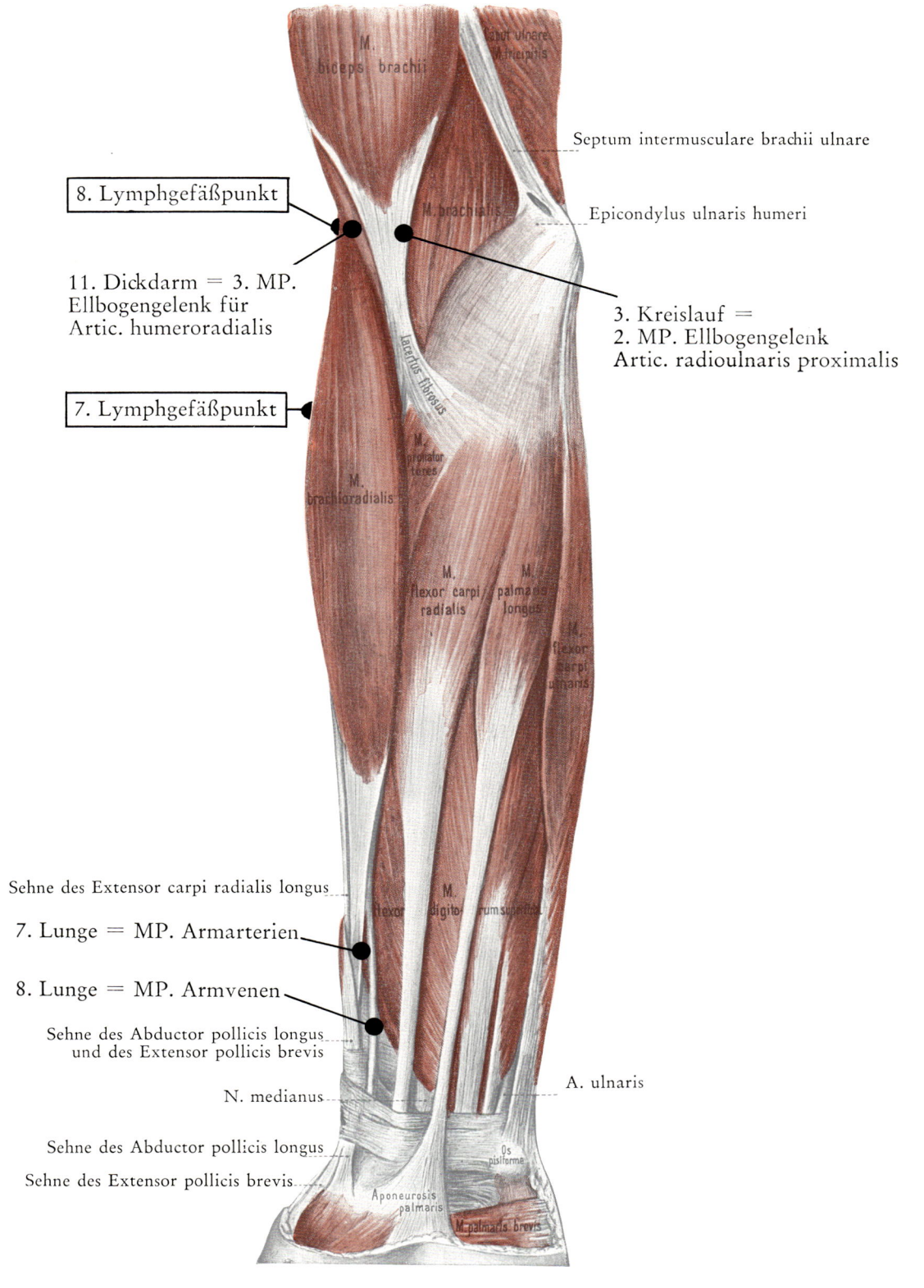

8. Lymphgefäßpunkt

11. Dickdarm = 3. MP.
Ellbogengelenk für
Artic. humeroradialis

7. Lymphgefäßpunkt

Septum intermusculare brachii ulnare

Epicondylus ulnaris humeri

3. Kreislauf =
2. MP. Ellbogengelenk
Artic. radioulnaris proximalis

Sehne des Extensor carpi radialis longus

7. Lunge = MP. Armarterien

8. Lunge = MP. Armvenen

Sehne des Abductor pollicis longus
und des Extensor pollicis brevis

N. medianus

A. ulnaris

Sehne des Abductor pollicis longus

Sehne des Extensor pollicis brevis

Tafel 11. Meßpunkte am Innenarm und in der Ellbogengegend

1. MP. Ellbogengelenk siehe Tafel 25, Seite 61

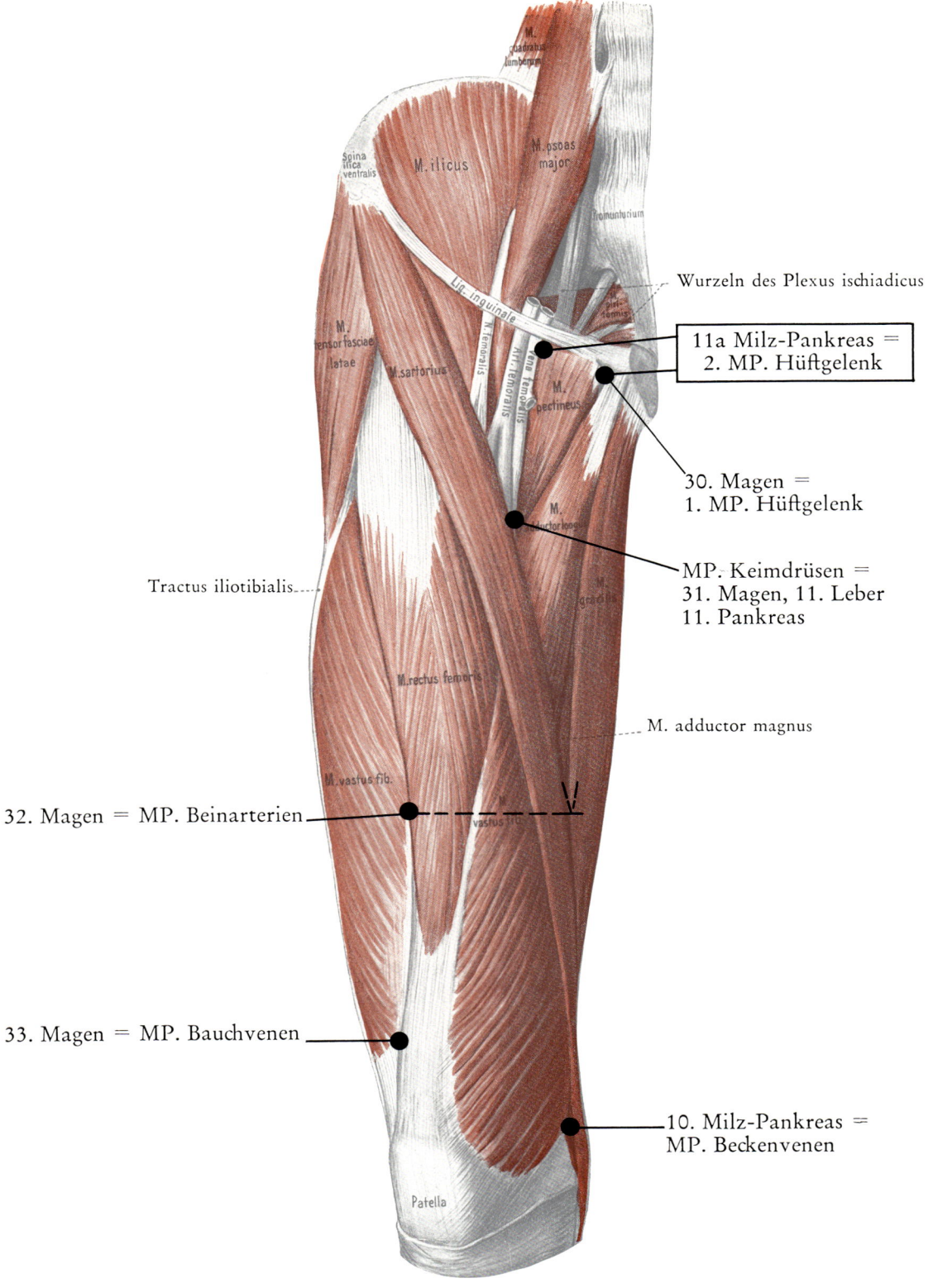

Wurzeln des Plexus ischiadicus

11a Milz-Pankreas =
2. MP. Hüftgelenk

30. Magen =
1. MP. Hüftgelenk

MP. Keimdrüsen =
31. Magen, 11. Leber
11. Pankreas

Tractus iliotibialis

M. adductor magnus

32. Magen = MP. Beinarterien

33. Magen = MP. Bauchvenen

10. Milz-Pankreas =
MP. Beckenvenen

Tafel 12. Meßpunkte auf der Oberschenkelvorderseite

3. MP. Hüftgelenk siehe Tafel 24, Seite 59
1. und 2. MP. Hüftgelenk für Hüftpfanne und Hüftgelenkkapsel

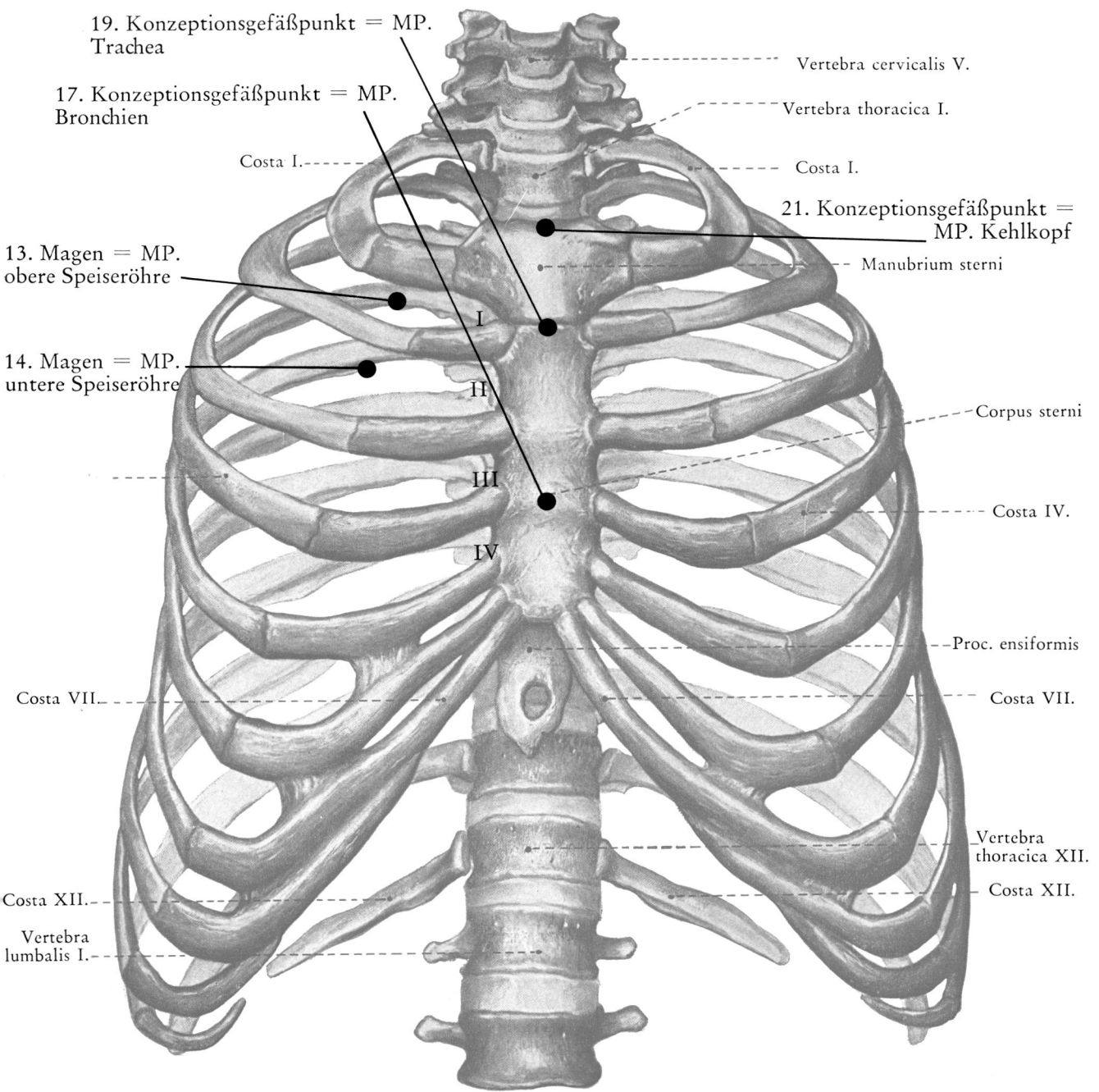

19. Konzeptionsgefäßpunkt = MP.
Trachea

17. Konzeptionsgefäßpunkt = MP.
Bronchien

Costa I.

13. Magen = MP.
obere Speiseröhre

14. Magen = MP.
untere Speiseröhre

Costa VII.

Costa XII.

Vertebra
lumbalis I.

Vertebra cervicalis V.

Vertebra thoracica I.

Costa I.

21. Konzeptionsgefäßpunkt =
MP. Kehlkopf

Manubrium sterni

Corpus sterni

Costa IV.

Proc. ensiformis

Costa VII.

Vertebra
thoracica XII.

Costa XII.

I

II

III

IV

Tafel 13. Meßpunkte auf dem Brustkorb vorn

37

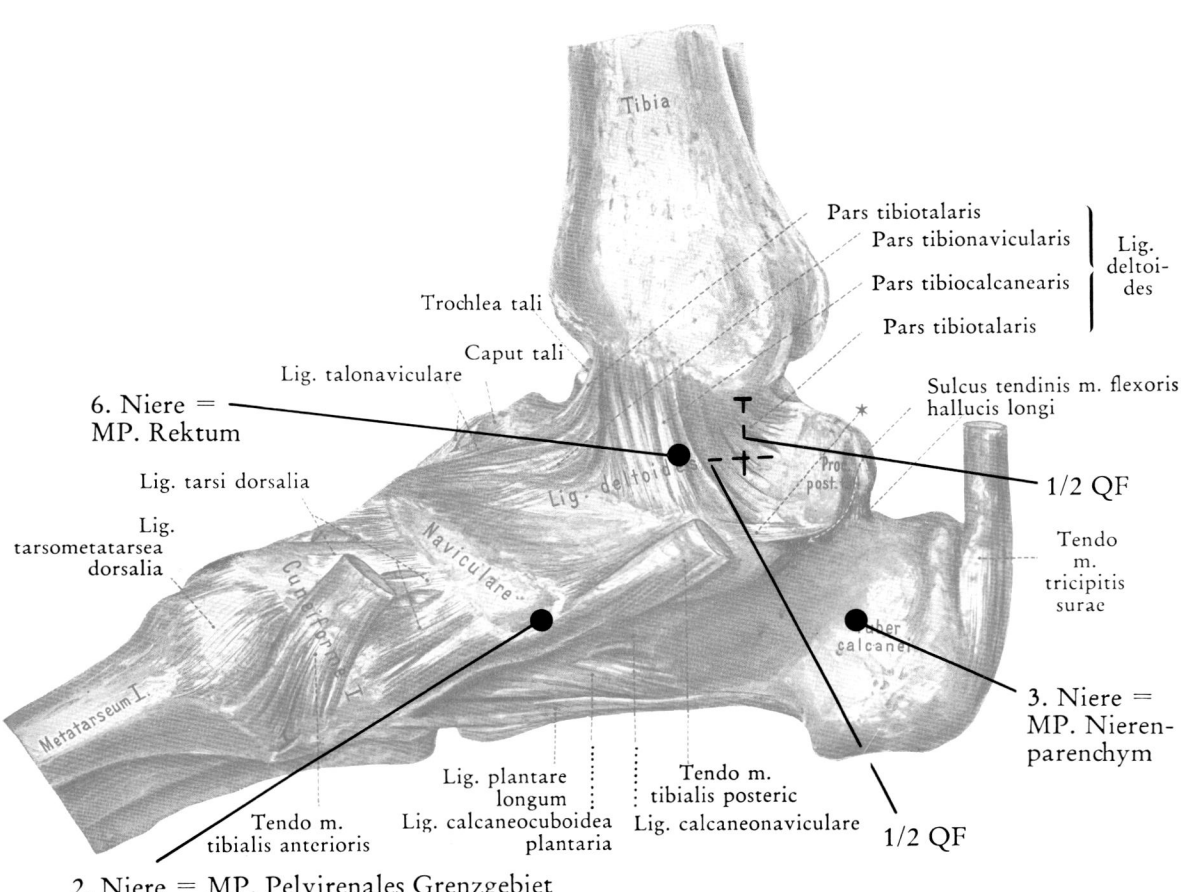

Pars tibiotalaris
Pars tibionavicularis ⎫ Lig.
Pars tibiocalcanearis ⎬ deltoi-
⎭ des
Pars tibiotalaris

Trochlea tali

Caput tali

Lig. talonaviculare

Sulcus tendinis m. flexoris hallucis longi

6. Niere =
MP. Rektum

1/2 QF

Lig. tarsi dorsalia

Lig.
tarsometatarsea
dorsalia

Tendo
m.
tricipitis
surae

3. Niere =
MP. Nieren-
parenchym

Lig. plantare
longum
Lig. calcaneocuboidea
plantaria

Tendo m.
tibialis posteric

Lig. calcaneonaviculare

1/2 QF

Tendo m.
tibialis anterioris

2. Niere = MP. Pelvirenales Grenzgebiet

Tafel 14. Meßpunkte des rechten Fußes — Innenseite

39

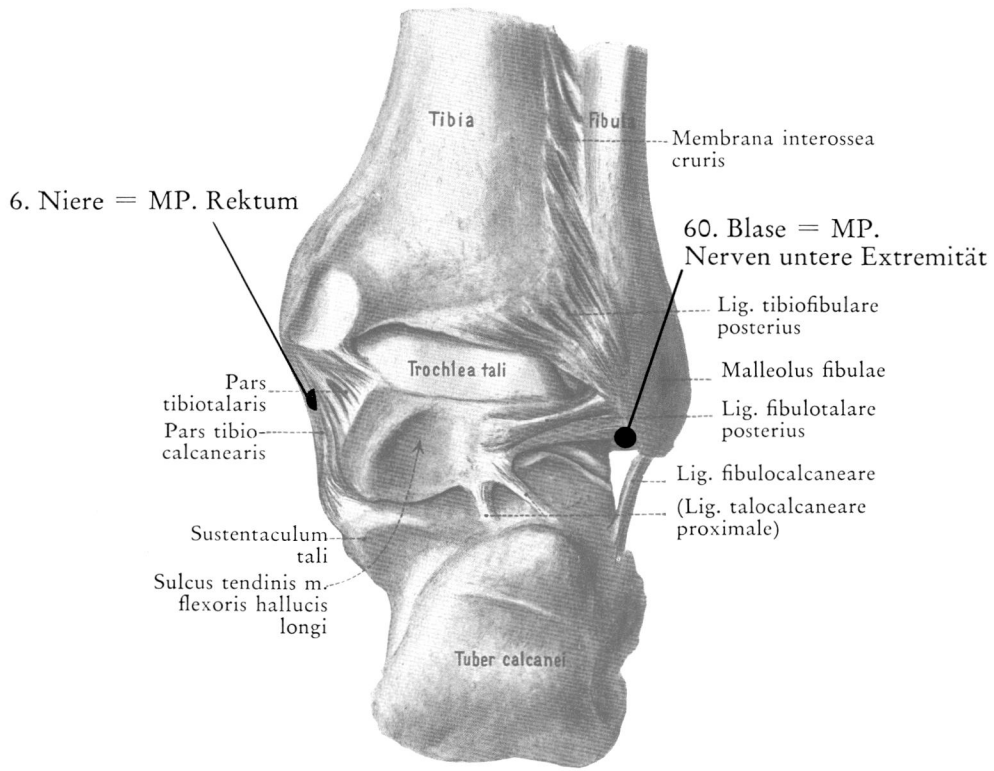

6. Niere = MP. Rektum

Membrana interossea
cruris

60. Blase = MP.
Nerven untere Extremität

Lig. tibiofibulare
posterius

Malleolus fibulae

Lig. fibulotalare
posterius

Lig. fibulocalcaneare

(Lig. talocalcaneare
proximale)

Pars
tibiotalaris

Pars tibio-
calcanearis

Sustentaculum
tali

Sulcus tendinis m.
flexoris hallucis
longi

Tibia

Fibula

Trochlea tali

Tuber calcanei

Tafel 15. Summationsmeßpunkt 60. Blase

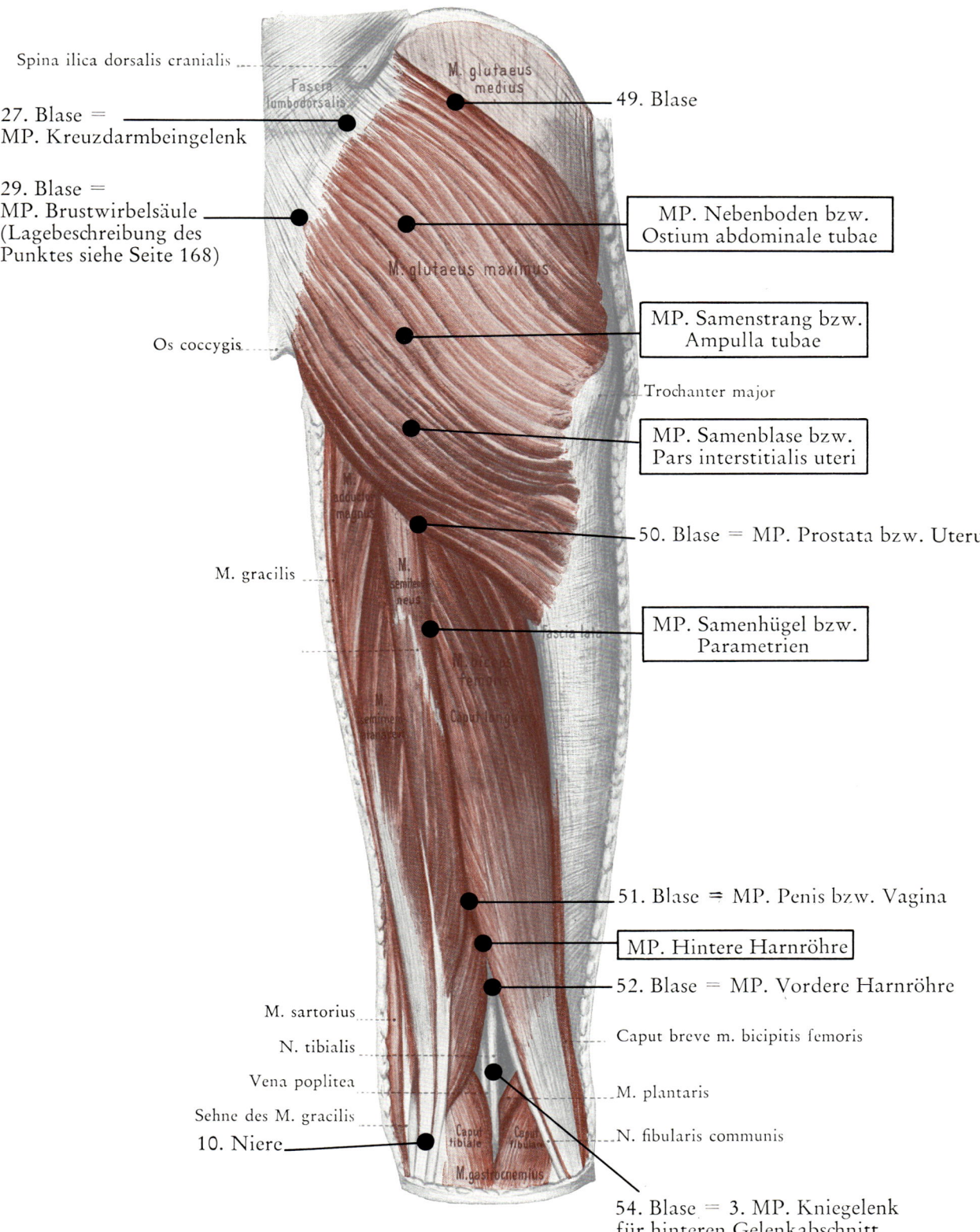

Spina ilica dorsalis cranialis

27. Blase =
MP. Kreuzdarmbeingelenk

29. Blase =
MP. Brustwirbelsäule
(Lagebeschreibung des
Punktes siehe Seite 168)

Os coccygis

M. gracilis

M. sartorius

N. tibialis

Vena poplitea

Sehne des M. gracilis

10. Niere

49. Blase

MP. Nebenboden bzw.
Ostium abdominale tubae

MP. Samenstrang bzw.
Ampulla tubae

Trochanter major

MP. Samenblase bzw.
Pars interstitialis uteri

50. Blase = MP. Prostata bzw. Uterus

MP. Samenhügel bzw.
Parametrien

51. Blase = MP. Penis bzw. Vagina

MP. Hintere Harnröhre

52. Blase = MP. Vordere Harnröhre

Caput breve m. bicipitis femoris

M. plantaris

N. fibularis communis

54. Blase = 3. MP. Kniegelenk
für hinteren Gelenkabschnitt

Tafel 16. Meßpunkte auf der Oberschenkelrückseite

1. MP. Kniegelenk siehe Bild 7, Seite 91
2. MP. Kniegelenk siehe Tafel 23, Seite 57

43

Bitte dieses Bild auf Seite 45, Tafel 17, einkleben!

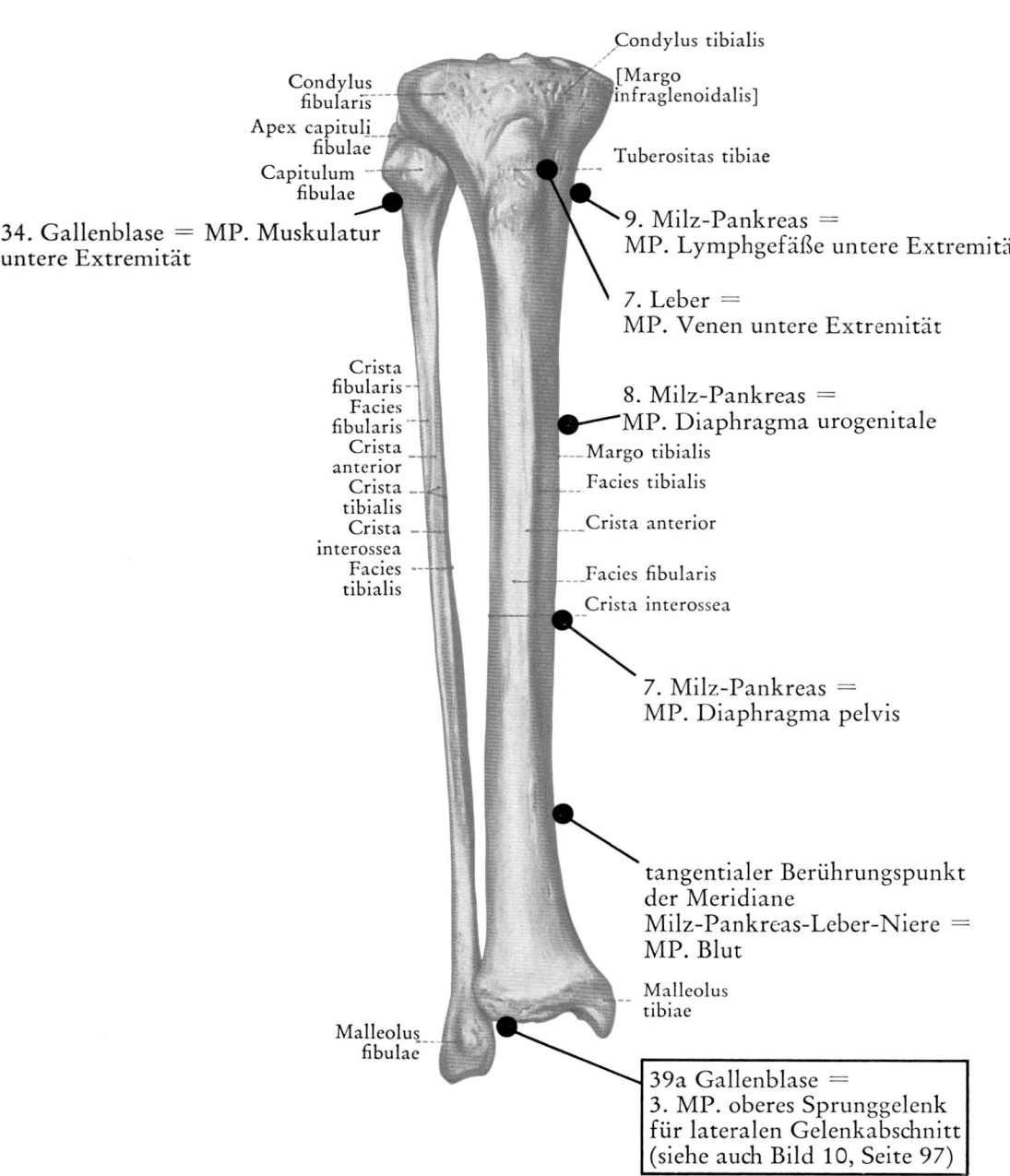

Condylus tibialis

[Margo infraglenoidalis]

Condylus fibularis

Apex capituli fibulae

Capitulum fibulae

Tuberositas tibiae

34. Gallenblase = MP. Muskulatur untere Extremität

9. Milz-Pankreas = MP. Lymphgefäße untere Extremität

7. Leber = MP. Venen untere Extremität

Crista fibularis

Facies fibularis

Crista anterior

Crista tibialis

Crista interossea

Facies tibialis

8. Milz-Pankreas = MP. Diaphragma urogenitale

Margo tibialis

Facies tibialis

Crista anterior

Facies fibularis

Crista interossea

7. Milz-Pankreas = MP. Diaphragma pelvis

tangentialer Berührungspunkt der Meridiane Milz-Pankreas-Leber-Niere = MP. Blut

Malleolus tibiae

Malleolus fibulae

39a Gallenblase = 3. MP. oberes Sprunggelenk für lateralen Gelenkabschnitt (siehe auch Bild 10, Seite 97)

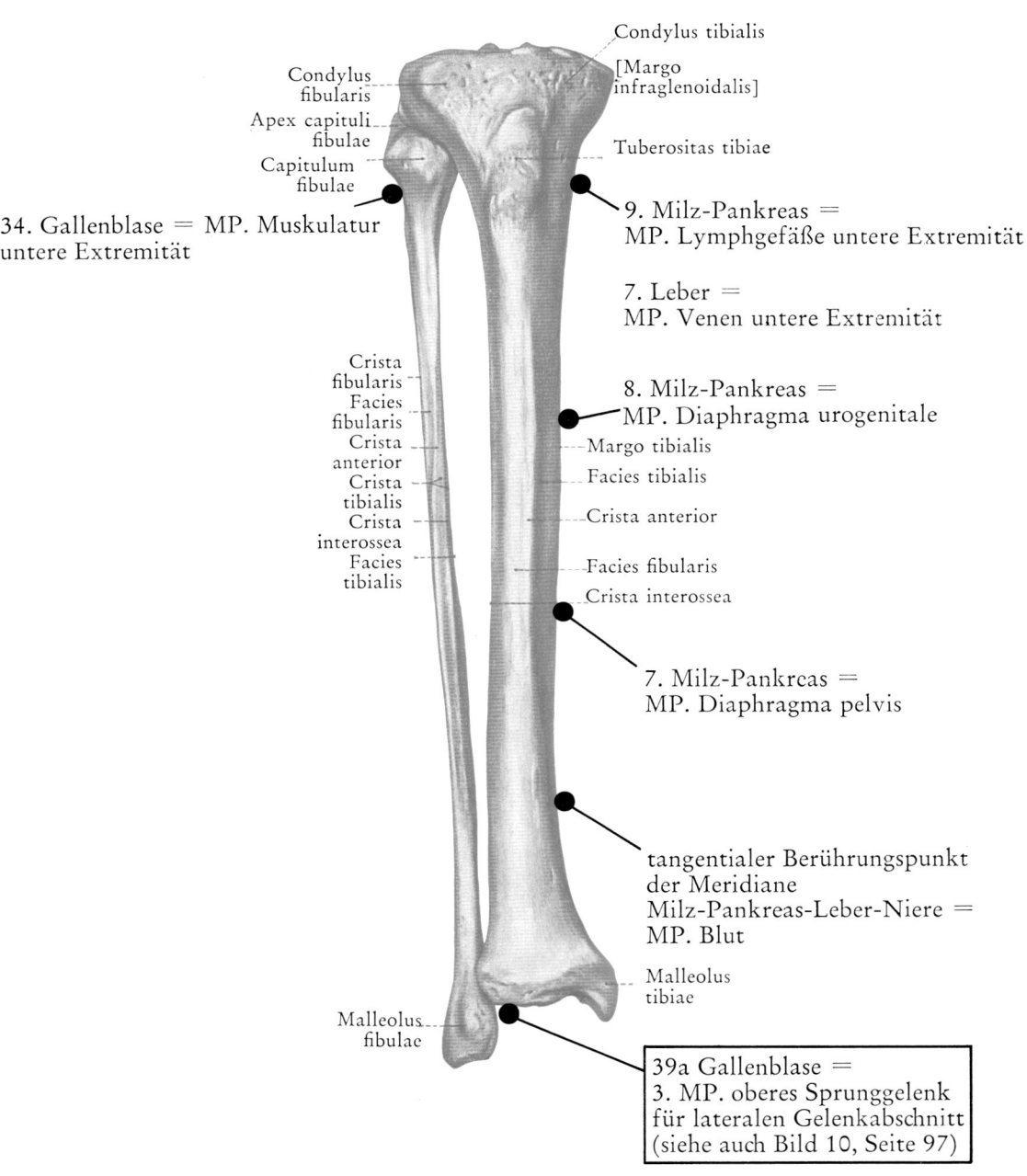

Condylus tibialis

[Margo infraglenoidalis]

Condylus fibularis

Apex capituli fibulae

Tuberositas tibiae

Capitulum fibulae

34. Gallenblase = MP. Muskulatur untere Extremität

9. Milz-Pankreas = MP. Lymphgefäße untere Extremität

7. Leber = MP. Venen untere Extremität

Crista fibularis

Facies fibularis

Crista anterior

Crista tibialis

Crista interossea

Facies tibialis

8. Milz-Pankreas = MP. Diaphragma urogenitale

Margo tibialis

Facies tibialis

Crista anterior

Facies fibularis

Crista interossea

7. Milz-Pankreas = MP. Diaphragma pelvis

tangentialer Berührungspunkt der Meridiane Milz-Pankreas-Leber-Niere = MP. Blut

Malleolus tibiae

Malleolus fibulae

39a Gallenblase = 3. MP. oberes Sprunggelenk für lateralen Gelenkabschnitt (siehe auch Bild 10, Seite 97)

Tafel 17. Meßpunkte an Unterschenkelvorderseite

1. MP. und 2. MP. oberes Sprunggelenk siehe Tafel 3, Seite 17

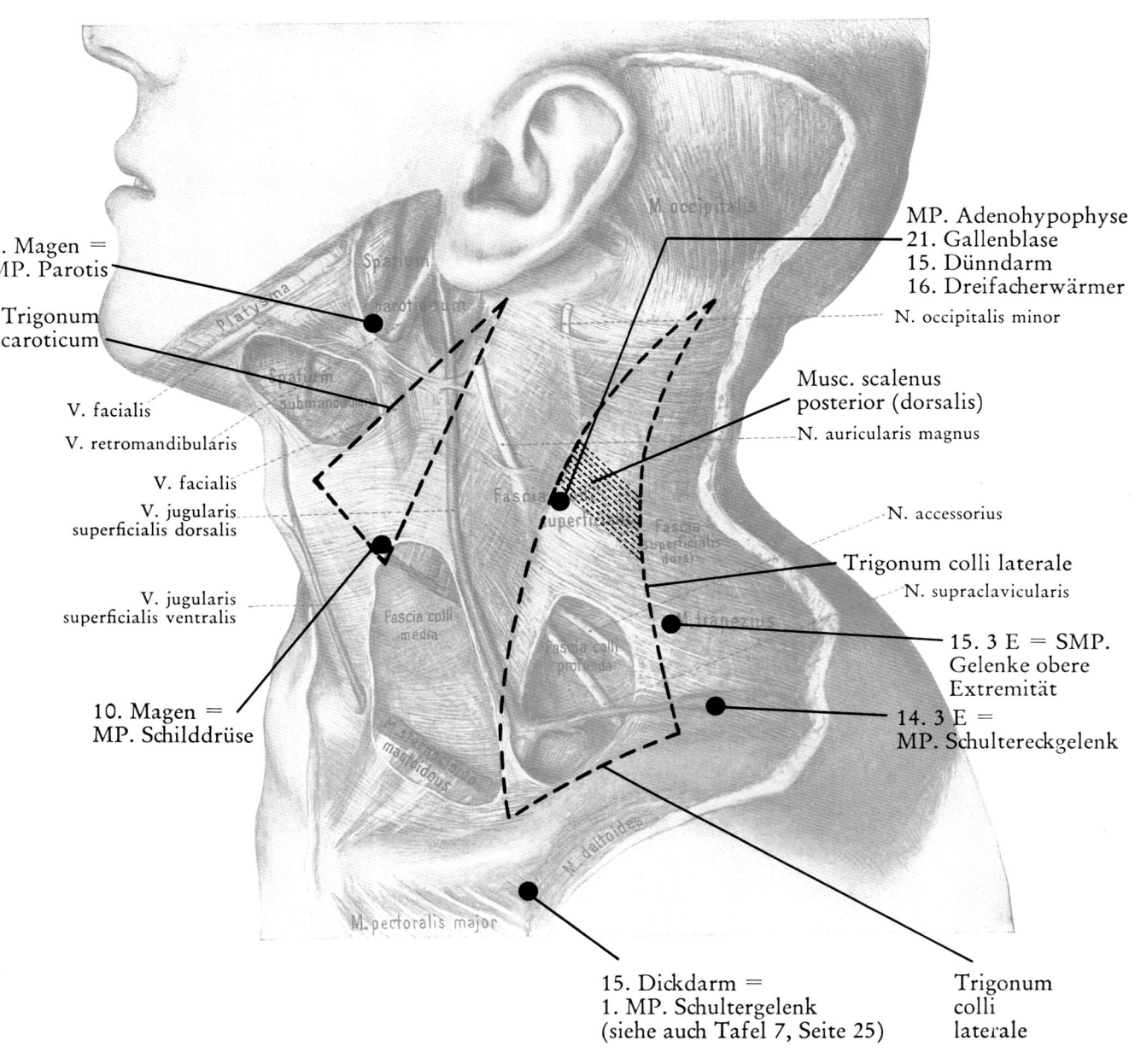

3. Magen =
MP. Parotis

Trigonum
caroticum

V. facialis

V. retromandibularis

V. facialis

V. jugularis
superficialis dorsalis

V. jugularis
superficialis ventralis

10. Magen =
MP. Schilddrüse

MP. Adenohypophyse
21. Gallenblase
15. Dünndarm
16. Dreifacherwärmer

N. occipitalis minor

Musc. scalenus
posterior (dorsalis)

N. auricularis magnus

N. accessorius

Trigonum colli laterale

N. supraclavicularis

15. 3 E = SMP.
Gelenke obere
Extremität

14. 3 E =
MP. Schultereckgelenk

15. Dickdarm =
1. MP. Schultergelenk
(siehe auch Tafel 7, Seite 25)

Trigonum
colli
laterale

Tafel 18. Meßpunkte an der linken Hals- und Schulterseite

SMP. = Summationsmeßpunkt

47

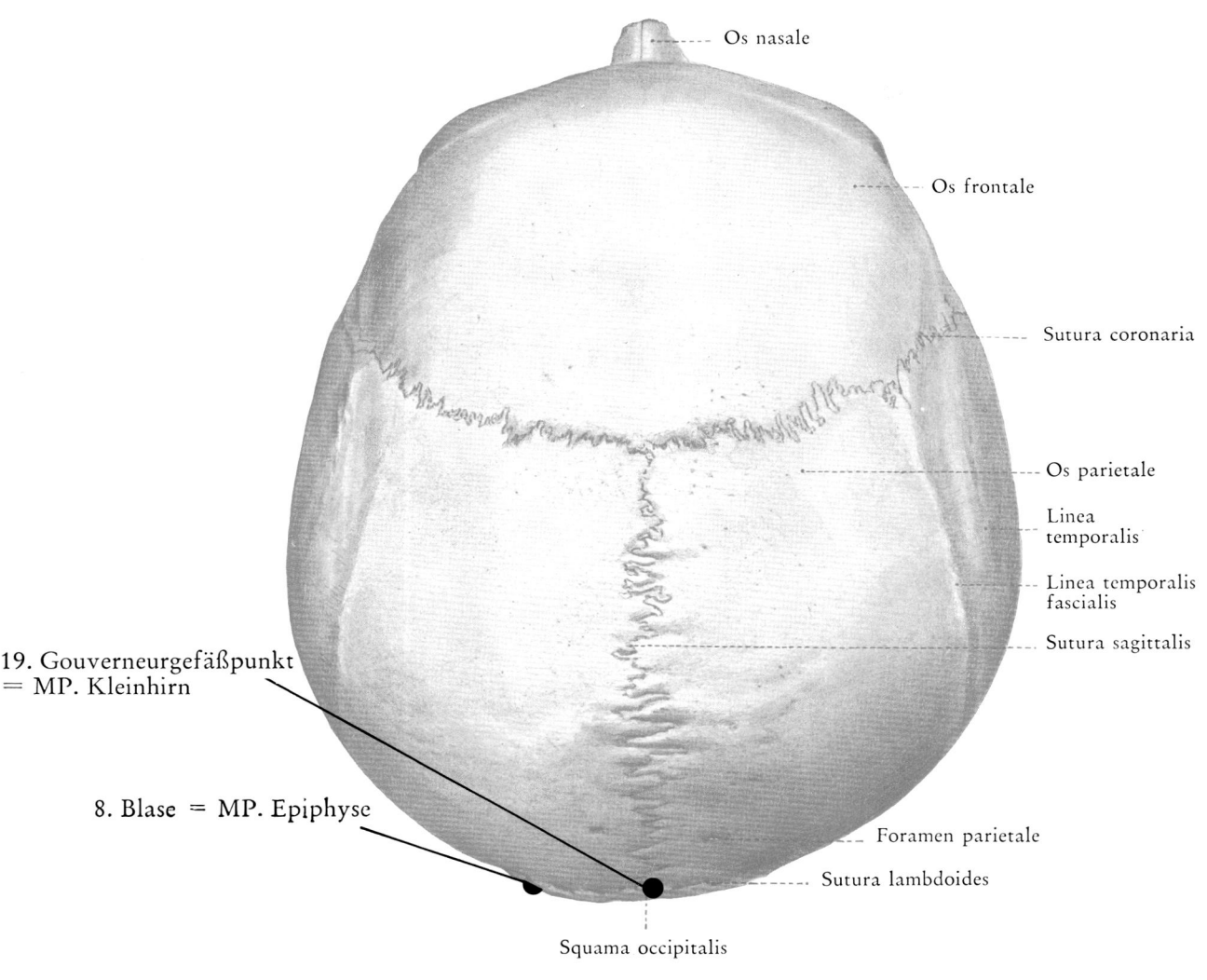

Os nasale

Os frontale

Sutura coronaria

Os parietale

Linea temporalis

Linea temporalis fascialis

Sutura sagittalis

19. Gouverneurgefäßpunkt = MP. Kleinhirn

8. Blase = MP. Epiphyse

Foramen parietale

Sutura lambdoides

Squama occipitalis

Tafel 19. Meßpunkt Epiphyse und Kleinhirn

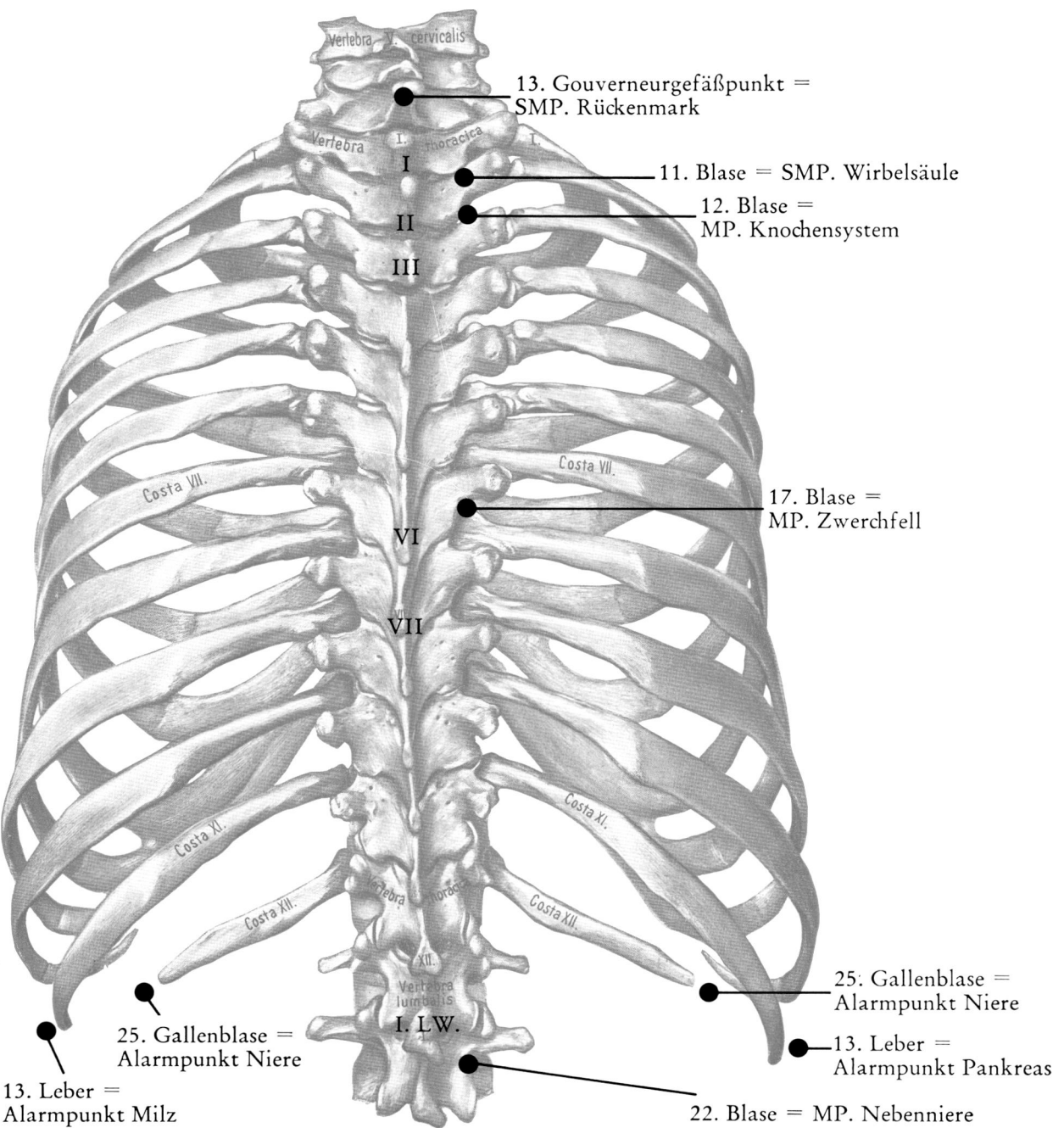

13. Gouverneurgefäßpunkt =
SMP. Rückenmark

11. Blase = SMP. Wirbelsäule

12. Blase =
MP. Knochensystem

17. Blase =
MP. Zwerchfell

25. Gallenblase =
Alarmpunkt Niere

13. Leber =
Alarmpunkt Pankreas

25. Gallenblase =
Alarmpunkt Niere

13. Leber =
Alarmpunkt Milz

22. Blase = MP. Nebenniere

(siehe Gesamtunterschrift der Tafel)

Tafel 20. Meßpunkte über der Wirbelsäule

Außer dem Summationsmeßpunkt (SMP.) Wirbelsäule gibt es:
MP. Halswirbelsäule siehe Tafel 1, Seite 13, Tafel 25, Seite 61
MP. Brustwirbelsäule siehe Tafel 16, Seite 43
MP. Lendenwirbelsäule siehe Tafel 23, Seite 57
Außer dem Summationsmeßpunkt 4 (SMP.) Rückenmark gibt es
MP. Nerven obere Extremität siehe Tafel 25, Seite 61
MP. Nerven untere Extremität siehe Tafel 15, Seite 41

51

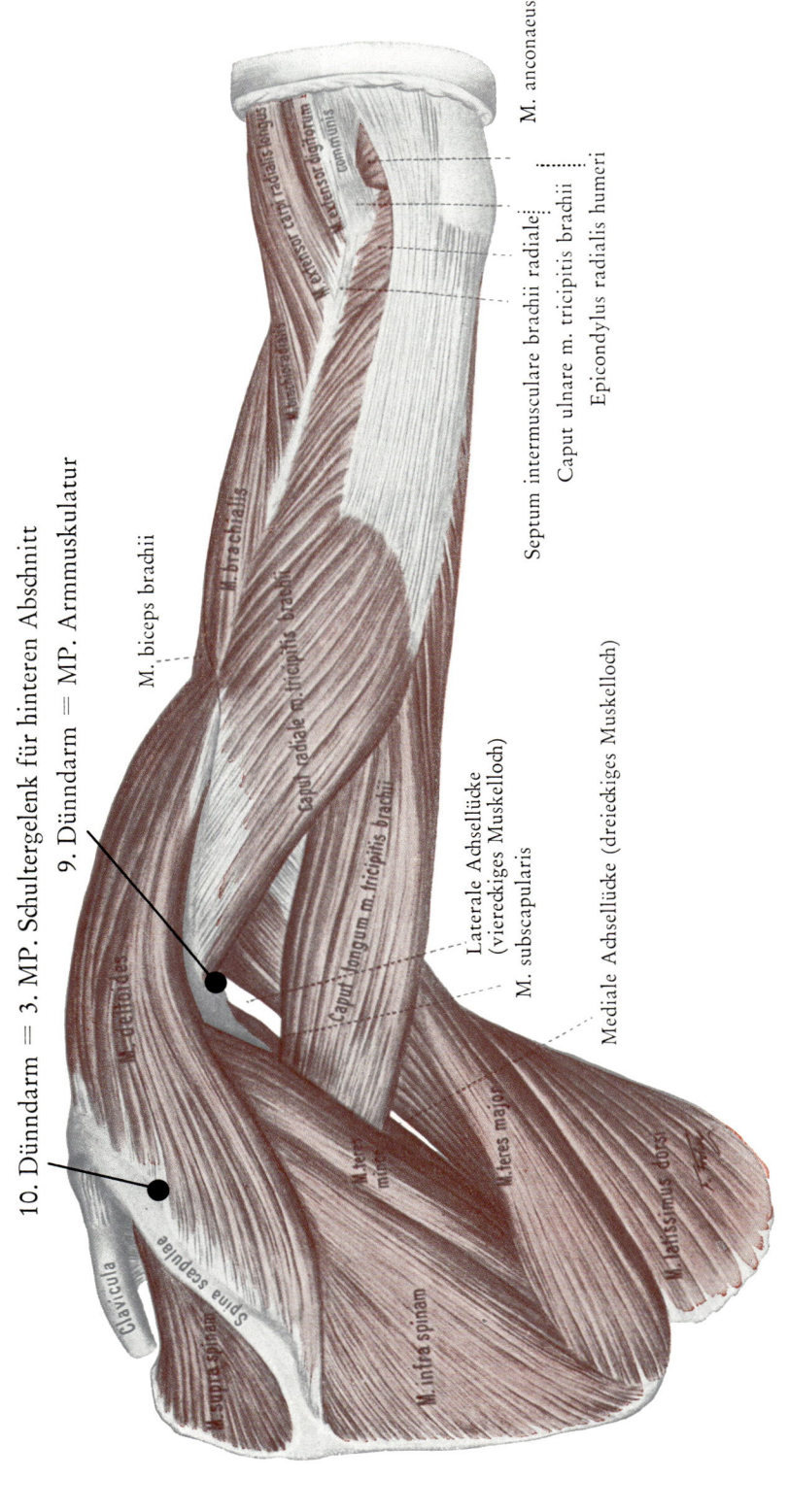

10. Dünndarm = 3. MP. Schultergelenk für hinteren Abschnitt

9. Dünndarm = MP. Armmuskulatur

M. biceps brachii

M. brachialis

M. extensor carpi radialis longus

M. extensor digitorum communis

M. anconaeus

Septum intermusculare brachii radiale

Caput ulnare m. tricipitis brachii

Epicondylus radialis humeri

Caput radiale m. tricipitis brachii

Caput longum m. tricipitis brachii

Laterale Achsellücke (viereckiges Muskelloch)

M. subscapularis

Mediale Achsellücke (dreieckiges Muskelloch)

M. deltoides

M. teres minor

M. teres major

M. latissimus dorsi

Clavicula

Spina scapulae

M. supra spinam

M. infra spinam

Tafel 21. Meßpunkt der Armmuskulatur und 3. MP. für das Schultergelenk

1. MP. Schultergelenk siehe Tafel 18, Seite 47
2. MP. Schultergelenk siehe Bild 15, Seite 107

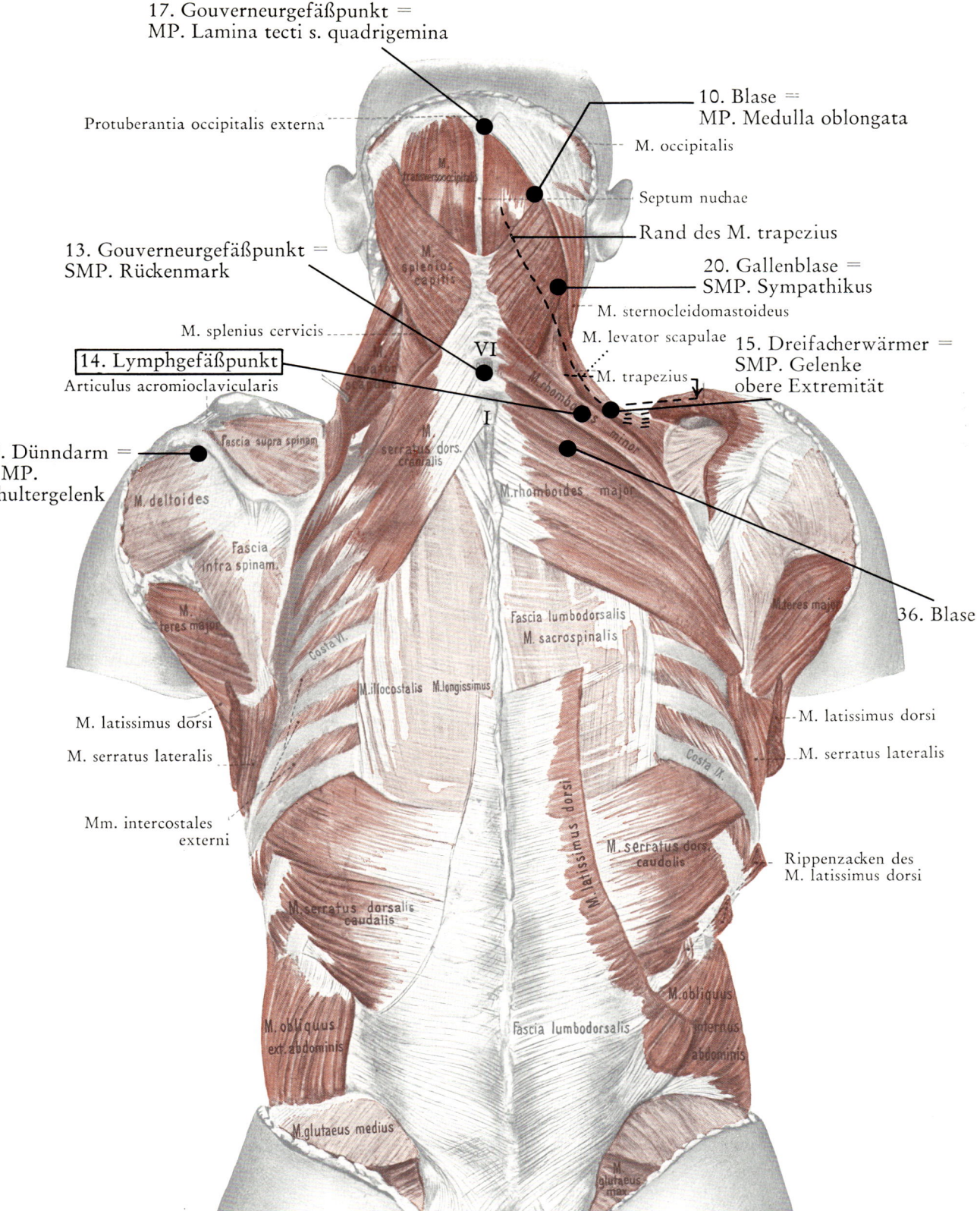

17. Gouverneurgefäßpunkt =
MP. Lamina tecti s. quadrigemina

Protuberantia occipitalis externa

10. Blase =
MP. Medulla oblongata

M. occipitalis

Septum nuchae

Rand des M. trapezius

13. Gouverneurgefäßpunkt =
SMP. Rückenmark

20. Gallenblase =
SMP. Sympathikus

M. sternocleidomastoideus

M. splenius cervicis

M. levator scapulae

15. Dreifacherwärmer =
SMP. Gelenke
obere Extremität

14. Lymphgefäßpunkt

M. trapezius

Articulus acromioclavicularis

0. Dünndarm =
. MP.
chultergelenk

36. Blase

M. latissimus dorsi

M. serratus lateralis

M. latissimus dorsi

M. serratus lateralis

Mm. intercostales
externi

Rippenzacken des
M. latissimus dorsi

Tafel 22. Meßpunkte auf dem Nacken und auf dem Oberen Rücken

1. MP. Schultergelenk siehe Tafel 18, Seite 47
2. MP. Schultergelenk siehe Bild 15, Seite 107
SMP. = Summationsmeßpunkt

55

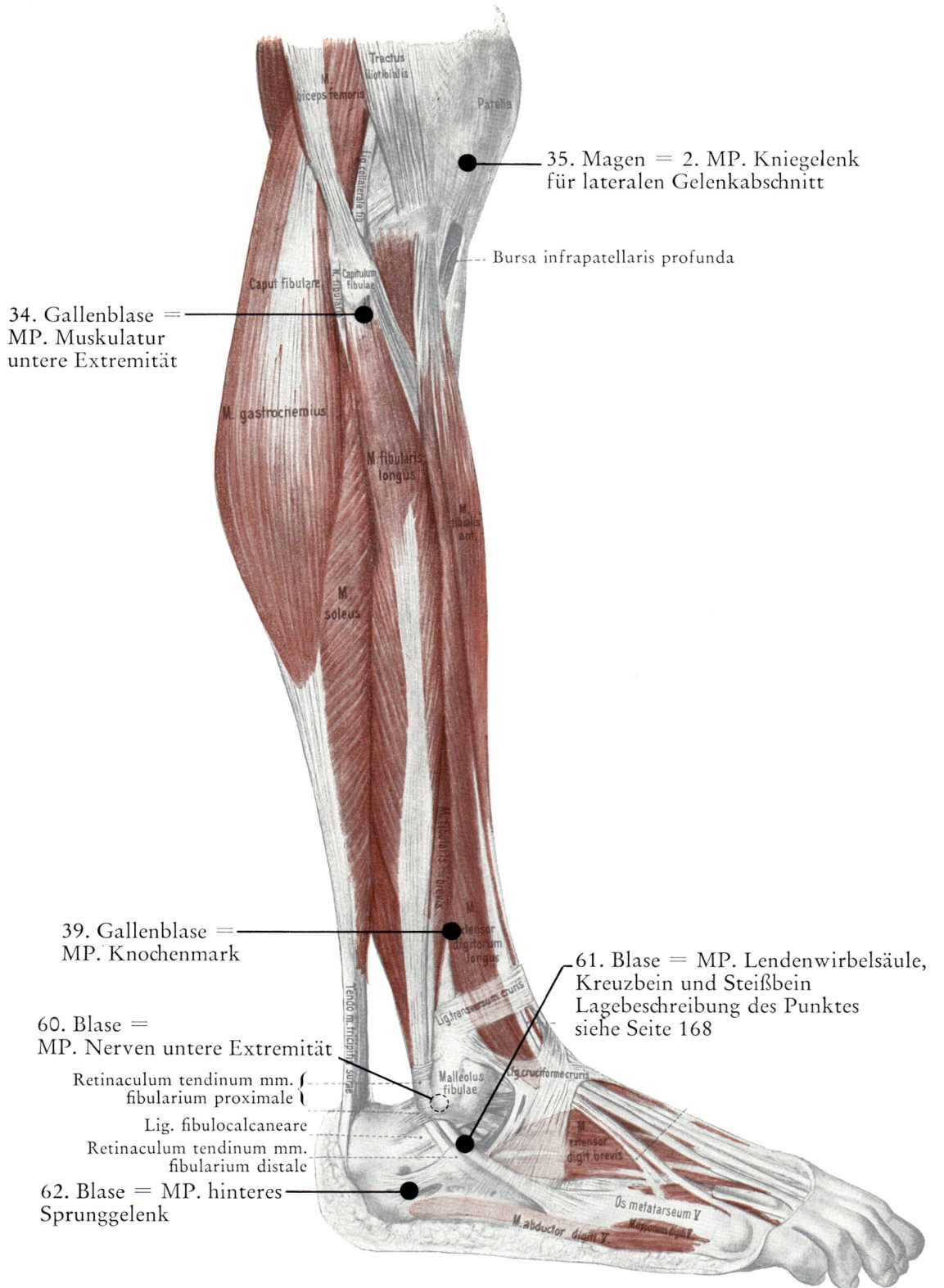

35. Magen = 2. MP. Kniegelenk
für lateralen Gelenkabschnitt

Bursa infrapatellaris profunda

34. Gallenblase =
MP. Muskulatur
untere Extremität

39. Gallenblase =
MP. Knochenmark

60. Blase =
MP. Nerven untere Extremität

Retinaculum tendinum mm.
fibularium proximale

Lig. fibulocalcaneare
Retinaculum tendinum mm.
fibularium distale

62. Blase = MP. hinteres
Sprunggelenk

61. Blase = MP. Lendenwirbelsäule,
Kreuzbein und Steißbein
Lagebeschreibung des Punktes
siehe Seite 168

Tafel 23. Meßpunkte an der Unterschenkelaußenseite

1. MP. Kniegelenk siehe Bild 7, Seite 91
3. MP. Kniegelenk siehe Tafel 16, Seite 43
MP. vorderes Sprunggelenk siehe Tafel 3, Seite 17

57

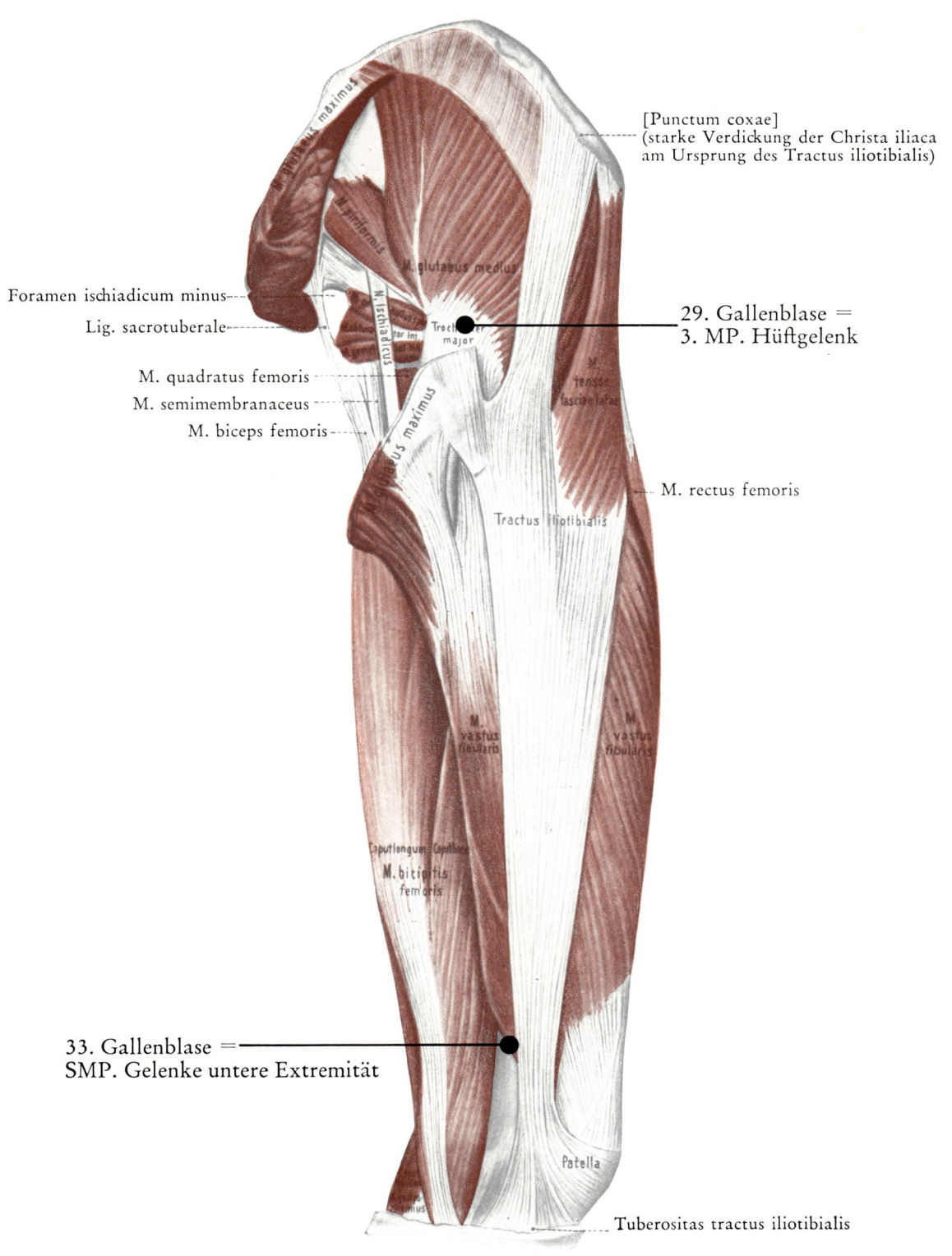

[Punctum coxae]
(starke Verdickung der Christa iliaca
am Ursprung des Tractus iliotibialis)

Foramen ischiadicum minus

Lig. sacrotuberale

M. quadratus femoris

M. semimembranaceus

M. biceps femoris

29. Gallenblase =
3. MP. Hüftgelenk

M. rectus femoris

Tractus iliotibialis

33. Gallenblase =
SMP. Gelenke untere Extremität

Patella

Tuberositas tractus iliotibialis

Tafel 24. Meßpunkte an der Oberschenkelaußenseite

1. und 2. MP. Hüftgelenk siehe Tafel 12, Seite 35
SMP. = Summationsmeßpunkt

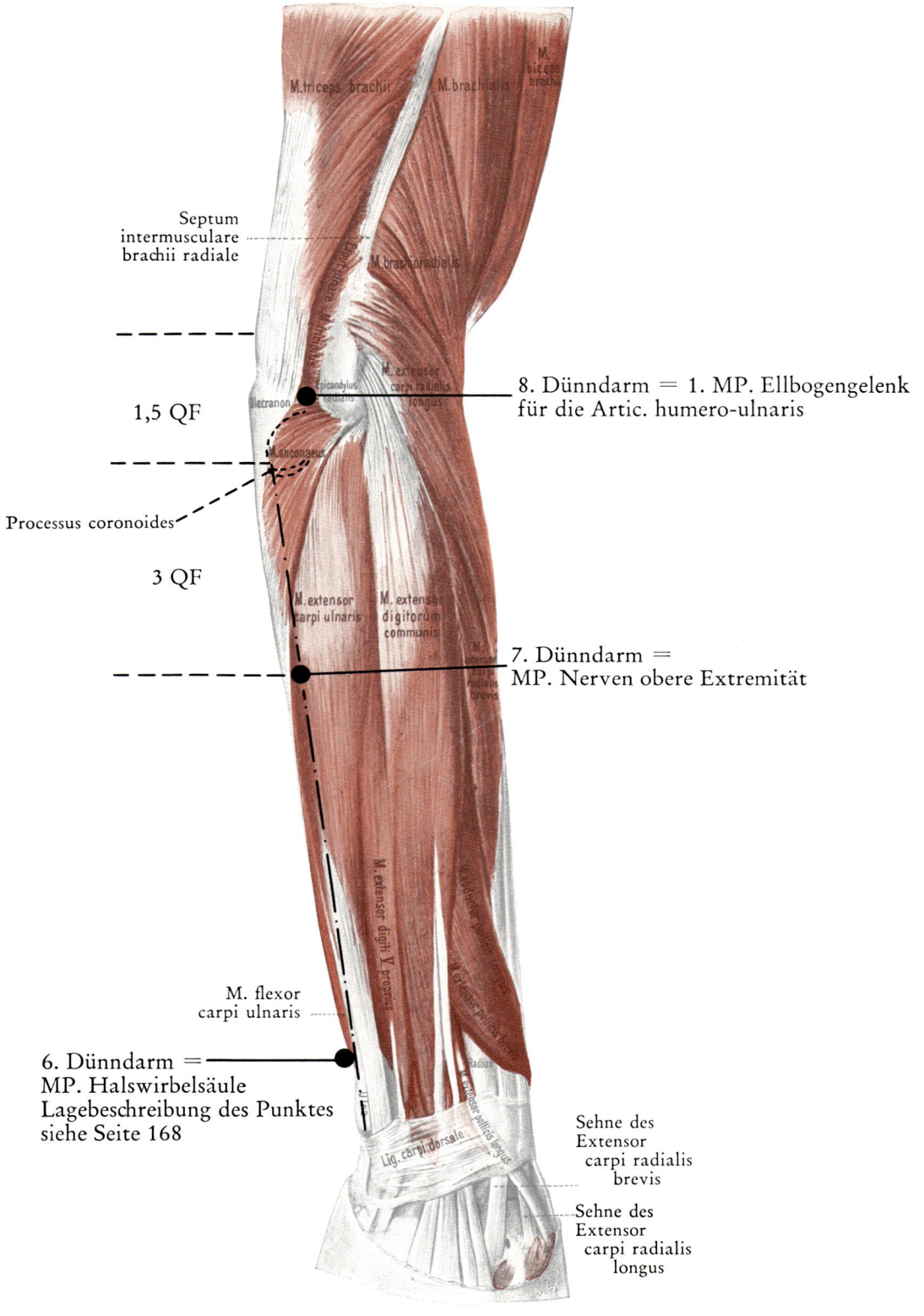

Septum
intermusculare
brachii radiale

1,5 QF

Processus coronoides

3 QF

8. Dünndarm = 1. MP. Ellbogengelenk
für die Artic. humero-ulnaris

7. Dünndarm =
MP. Nerven obere Extremität

M. flexor
carpi ulnaris

6. Dünndarm =
MP. Halswirbelsäule
Lagebeschreibung des Punktes
siehe Seite 168

Sehne des
Extensor
carpi radialis
brevis

Sehne des
Extensor
carpi radialis
longus

Tafel 25. Meßpunkte an der Streckseite des Unterarmes

2. und 3. MP. Ellbogengelenk siehe Tafel 11, Seite 33

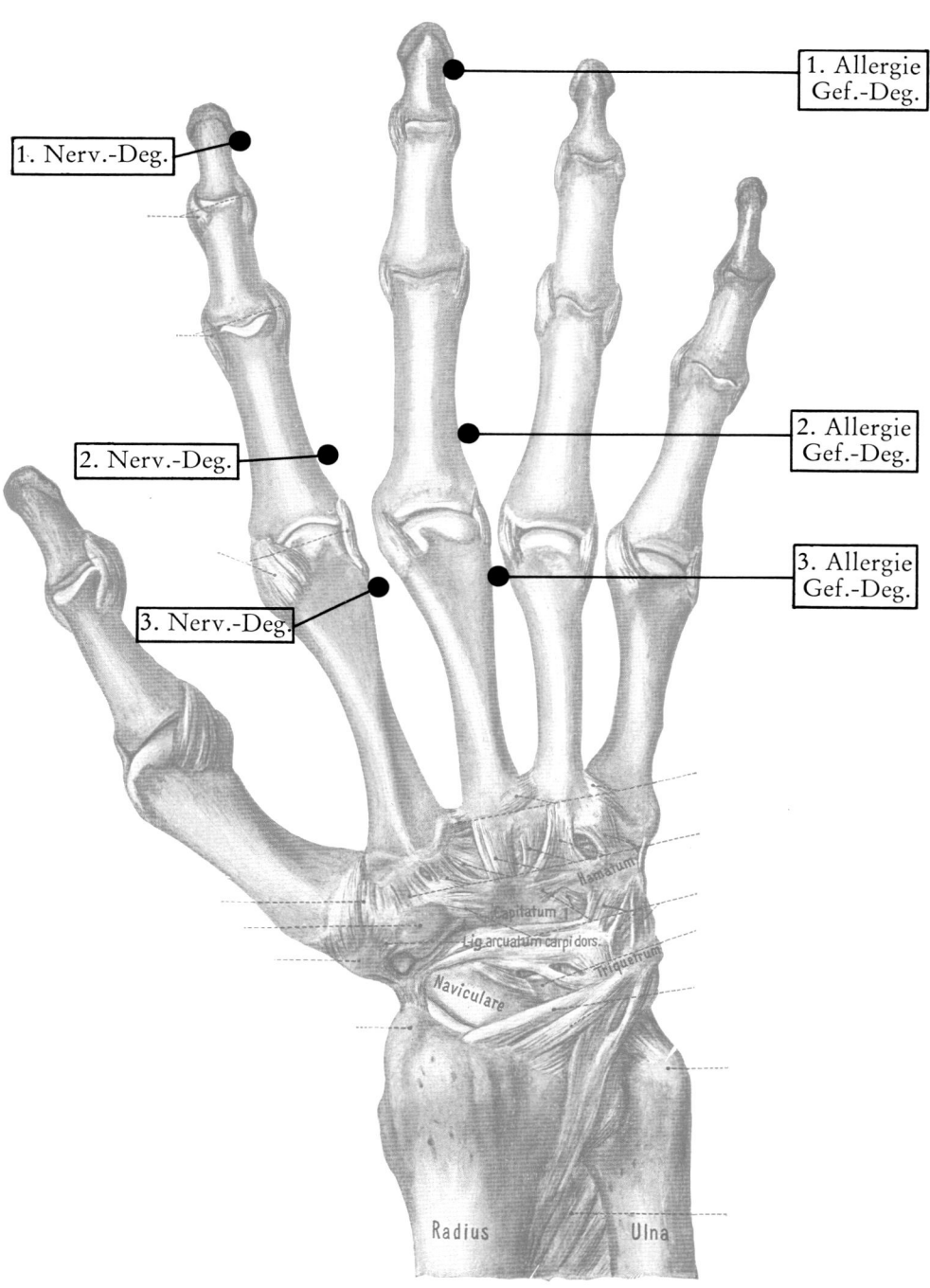

1. Allergie
Gef.-Deg.

1. Nerv.-Deg.

2. Nerv.-Deg.

2. Allergie
Gef.-Deg.

3. Allergie
Gef.-Deg.

3. Nerv.-Deg.

Hamatum
Capitatum
Lig. arcuatum carpi dors.
Naviculare
Triquetrum

Radius   Ulna

Tafel 26. Degenerationsgefäße an der Hand

Gef.-Deg. = Gefäßdegeneration bzw. Allergie
Nerv.-Deg. = Nervendegeneration

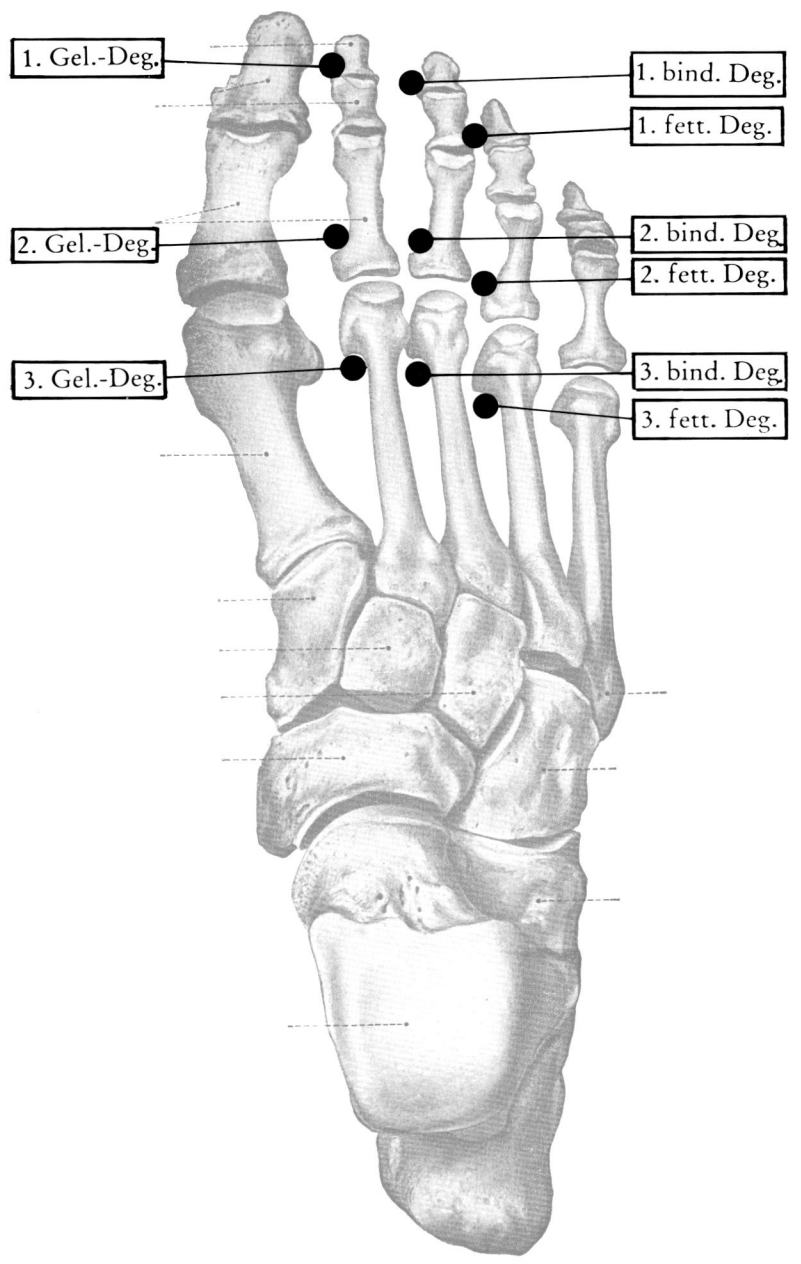

1. Gel.-Deg.

1. bind. Deg.

1. fett. Deg.

2. Gel.-Deg.

2. bind. Deg.

2. fett. Deg.

3. Gel.-Deg.

3. bind. Deg.

3. fett. Deg.

Tafel 27. Degenerationsgefäße am Fuß

Gel.-Deg.   = Gelenkdegeneration
bind. Deg.   = bindegewebige Degeneration
fett. Deg.   = fettige Degeneration

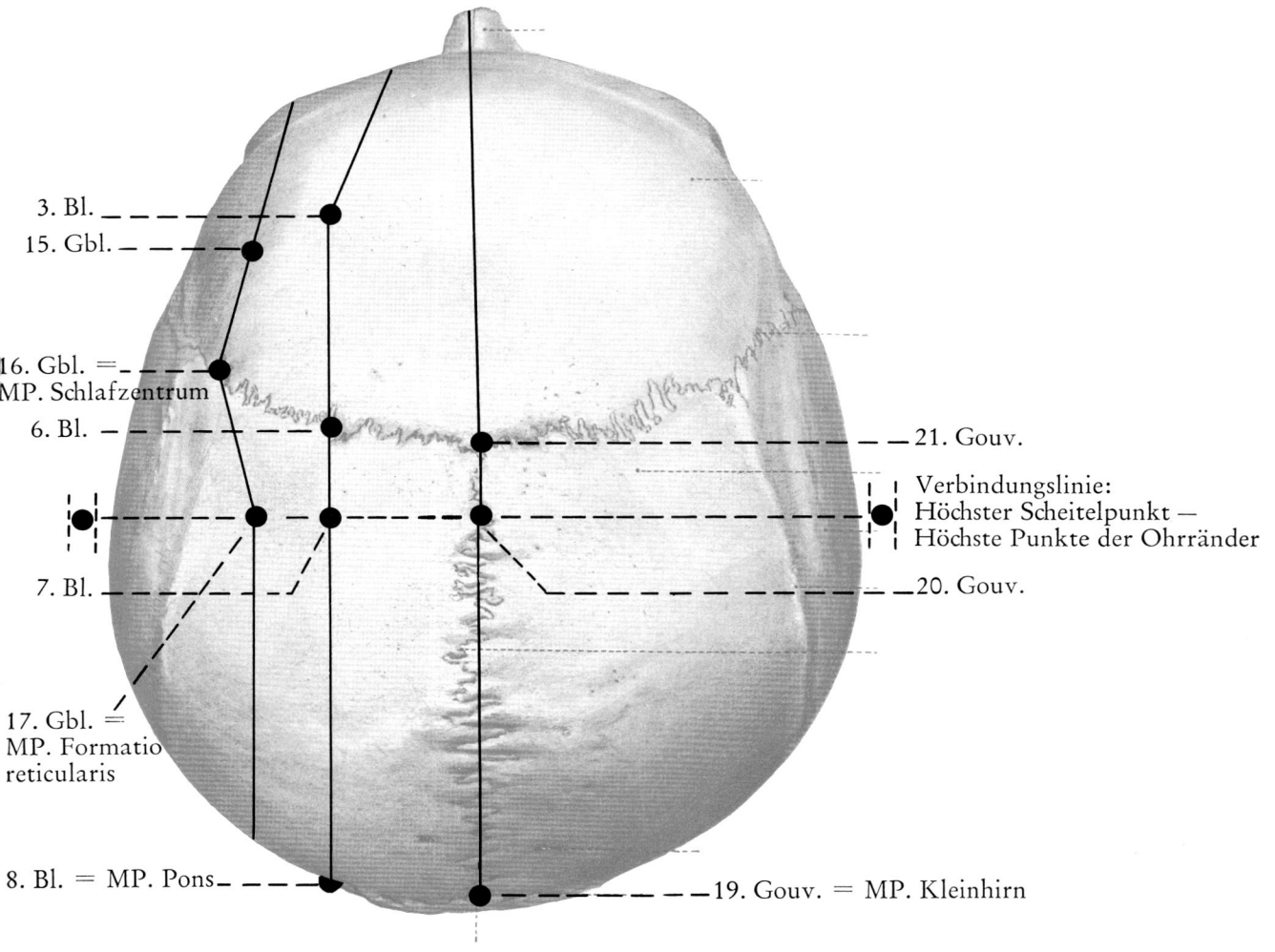

3. Bl.

15. Gbl.

16. Gbl. =
MP. Schlafzentrum

6. Bl.

7. Bl.

17. Gbl. =
MP. Formatio
reticularis

8. Bl. = MP. Pons

21. Gouv.

Verbindungslinie:
Höchster Scheitelpunkt —
Höchste Punkte der Ohrränder

20. Gouv.

19. Gouv. = MP. Kleinhirn

Tafel 28. Meridianverläufe auf dem Kopf

Bl = Blase; Gbl = Gallenblase; Gouv = Gouverneur

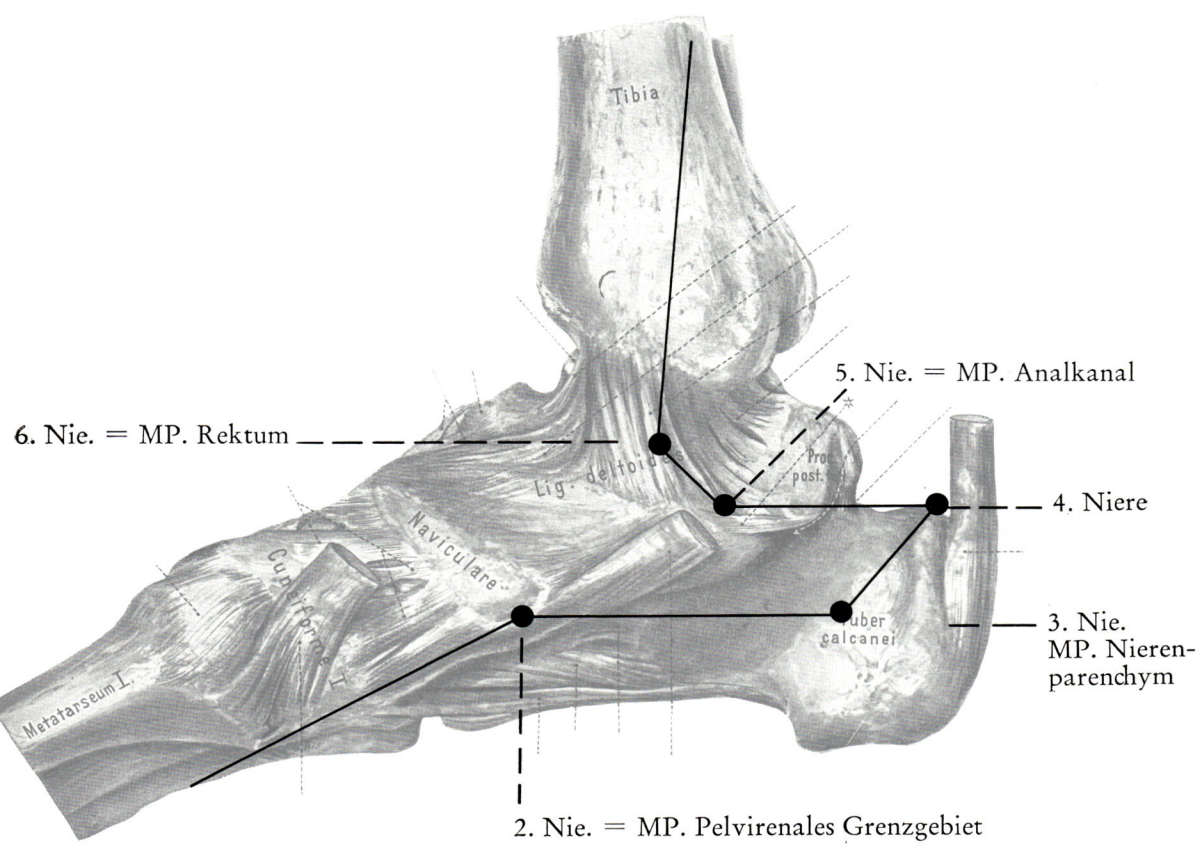

6. Nie. = MP. Rektum

5. Nie. = MP. Analkanal

4. Niere

3. Nie. MP. Nieren- parenchym

2. Nie. = MP. Pelvirenales Grenzgebiet

Tafel 29. Nierenmeridianverlauf an der Fußinnenseite vom 2. bis 6. Punkt

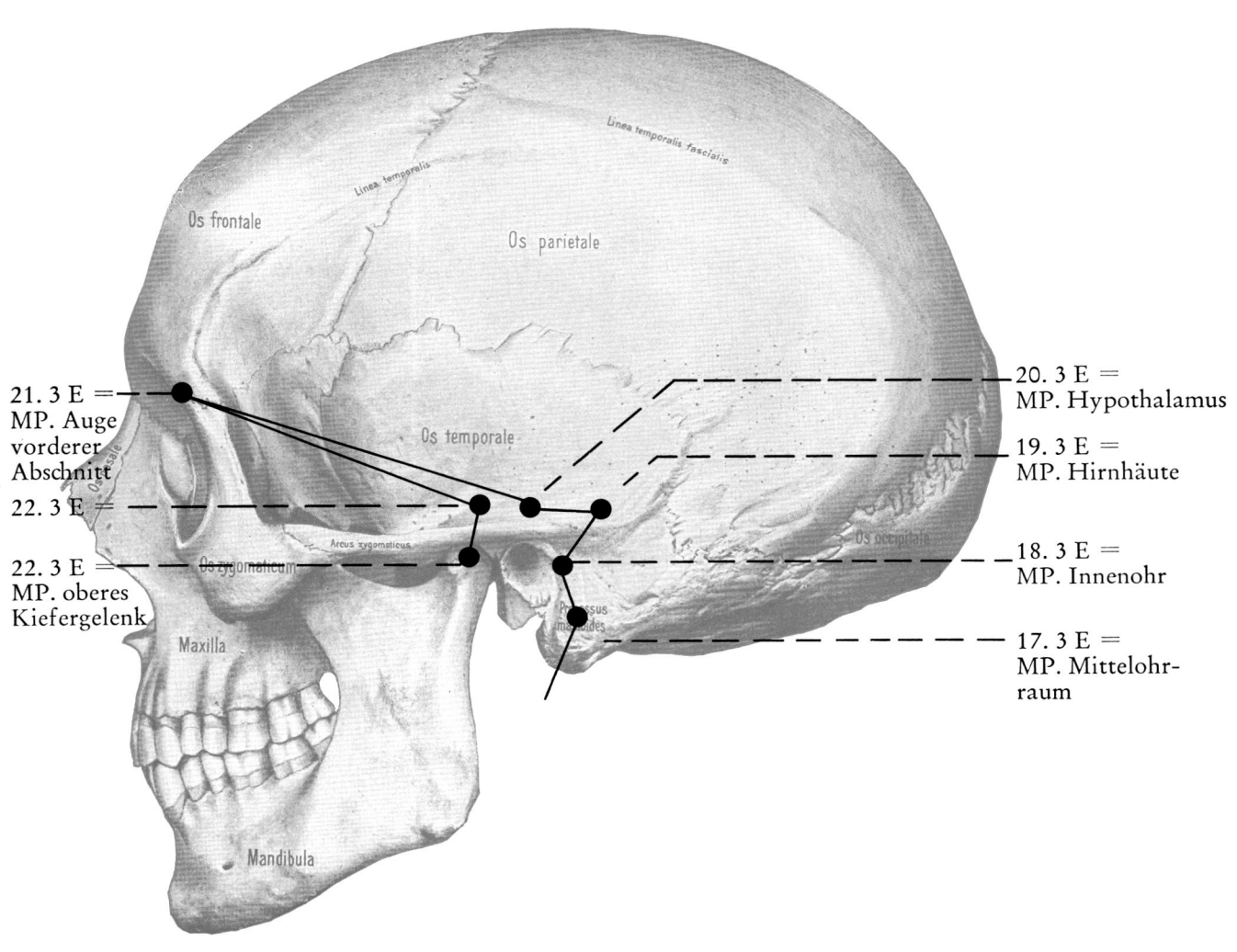

21. 3 E =
MP. Auge
vorderer
Abschnitt

22. 3 E =

22. 3 E =
MP. oberes
Kiefergelenk

20. 3 E =
MP. Hypothalamus

19. 3 E =
MP. Hirnhäute

18. 3 E =
MP. Innenohr

17. 3 E =
MP. Mittelohr-
raum

Tafel 30. Dreifacherwärmer-(endokriner)Meridian
Verlaufstrecke 17. bis 23. Punkt am Kopf

MP. = Meßpunkt
SMP. = Summationsmeßpunkt

Klassische Akupunkturpunkte als Meßpunkte der EAV

 1. Gallenblase = MP. Auge hinterer Abschnitt
 4. Gallenblase = MP. Thalamus
 7. Gallenblase = SMP. Zwischenhirn
 8. Gallenblase = MP. Tuber cinereum
 9. Gallenblase = SMP. Mittelhirn
11. Gallenblase = MP. Zentrum für Schlaf- und Wachrhythmus
12. Gallenblase = MP. Hypophysenhinterlappen
16. Gallenblase = MP. Schlafzentrum für Schlaftiefe
17. Gallenblase = MP. Formatio reticularis

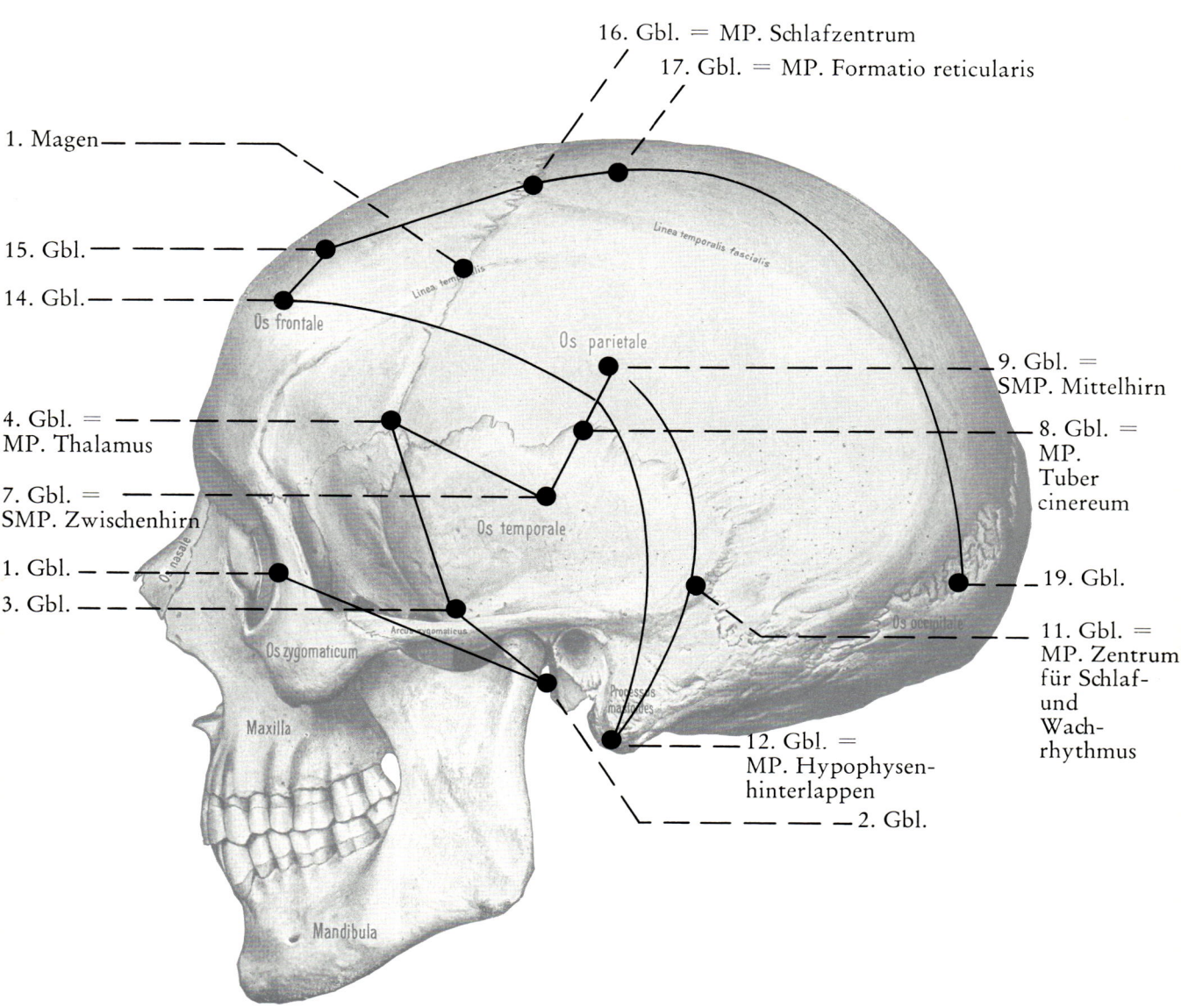

16. Gbl. = MP. Schlafzentrum

17. Gbl. = MP. Formatio reticularis

1. Magen

15. Gbl.

14. Gbl.

9. Gbl. = SMP. Mittelhirn

4. Gbl. = MP. Thalamus

8. Gbl. = MP. Tuber cinereum

7. Gbl. = SMP. Zwischenhirn

1. Gbl.

3. Gbl.

19. Gbl.

11. Gbl. = MP. Zentrum für Schlaf- und Wach- rhythmus

12. Gbl. = MP. Hypophysen- hinterlappen

2. Gbl.

Tafel 31. Gallenblasenmeridianverlauf am Kopf

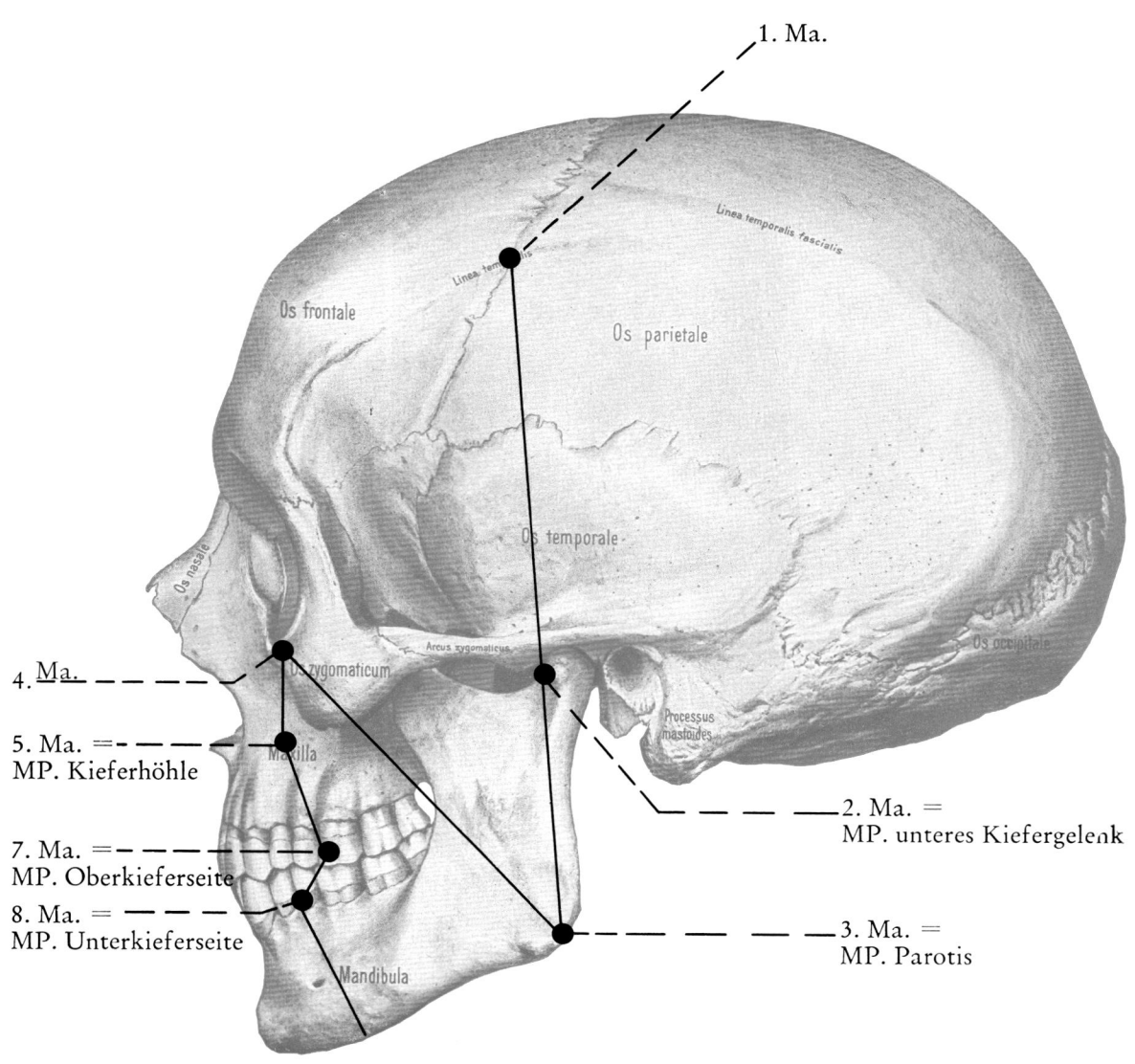

1. Ma.

4. Ma.

5. Ma. =
MP. Kieferhöhle

7. Ma. =
MP. Oberkieferseite

8. Ma. =
MP. Unterkieferseite

2. Ma. =
MP. unteres Kiefergelenk

3. Ma. =
MP. Parotis

Tafel 32. Magenmeridianverlauf am Kopf

2. Teil

Bilder 1 bis 30

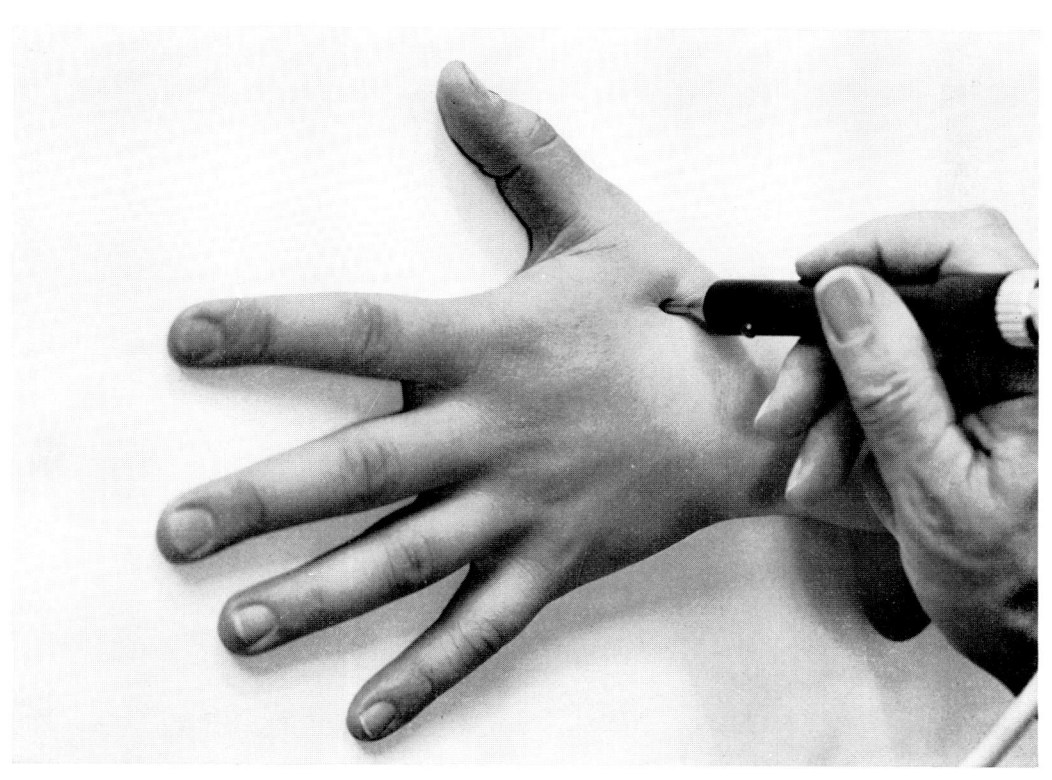

Bild 1. Vertikales Anlegen der Punktelektrode

Dieses ist die übliche Meßtechnik

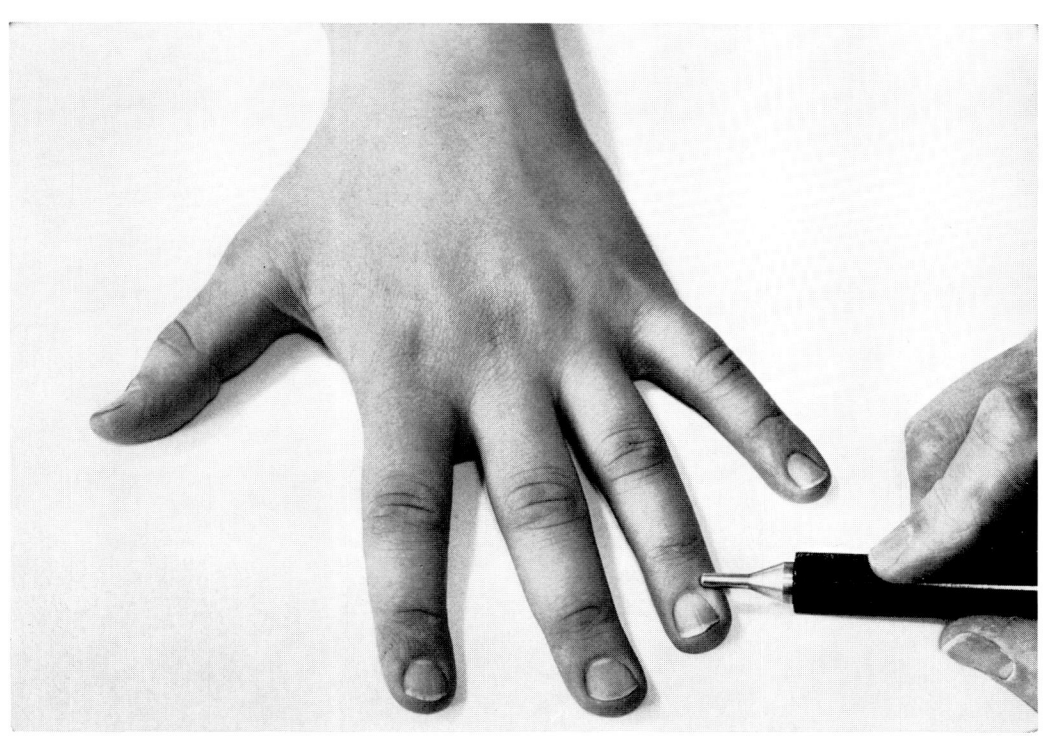

Bild 2. Tangentiales Anlegen der Punktelektrode

Das tangentiale Anlegen kann nur an den Endpunkten der Finger durchgeführt werden

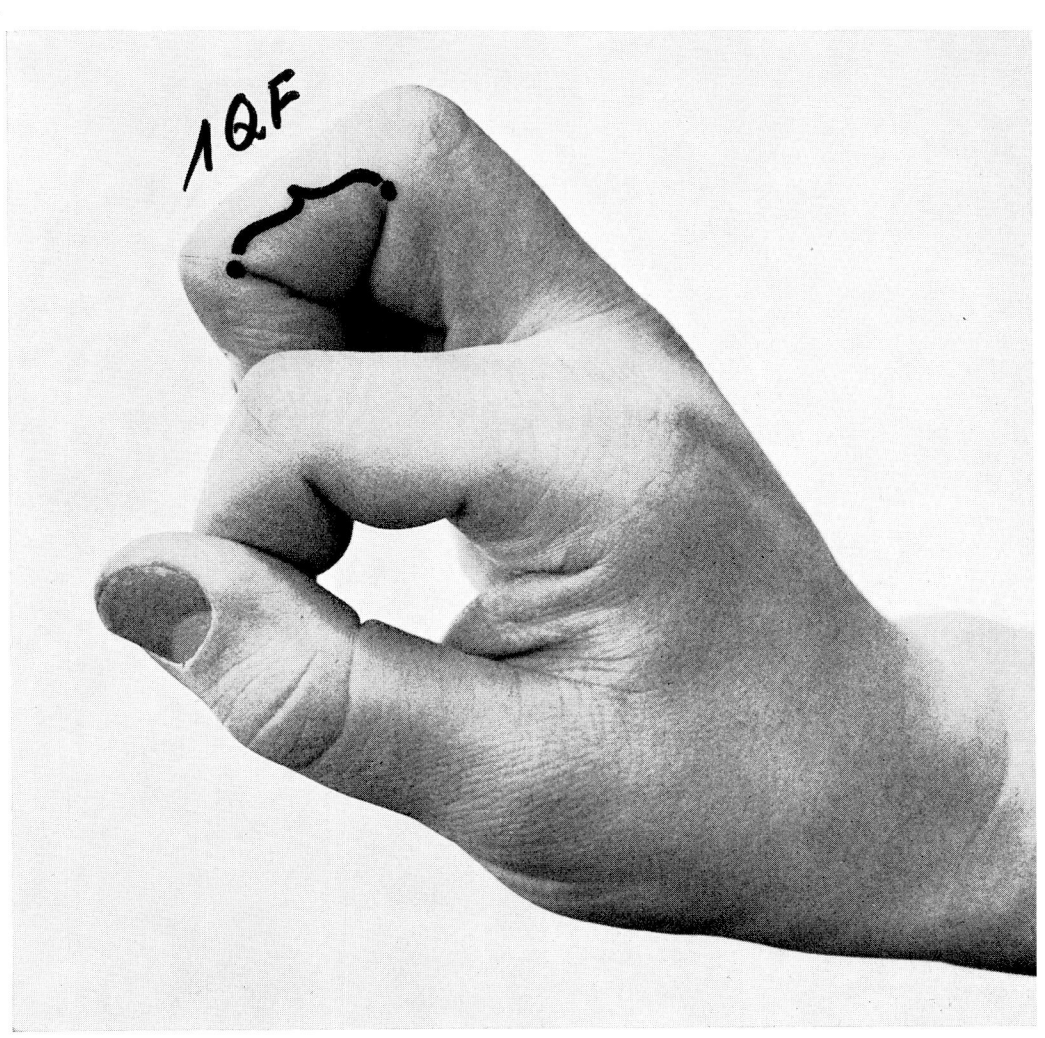

Bild 3. Das individuelle Maß, QF = Querfinger

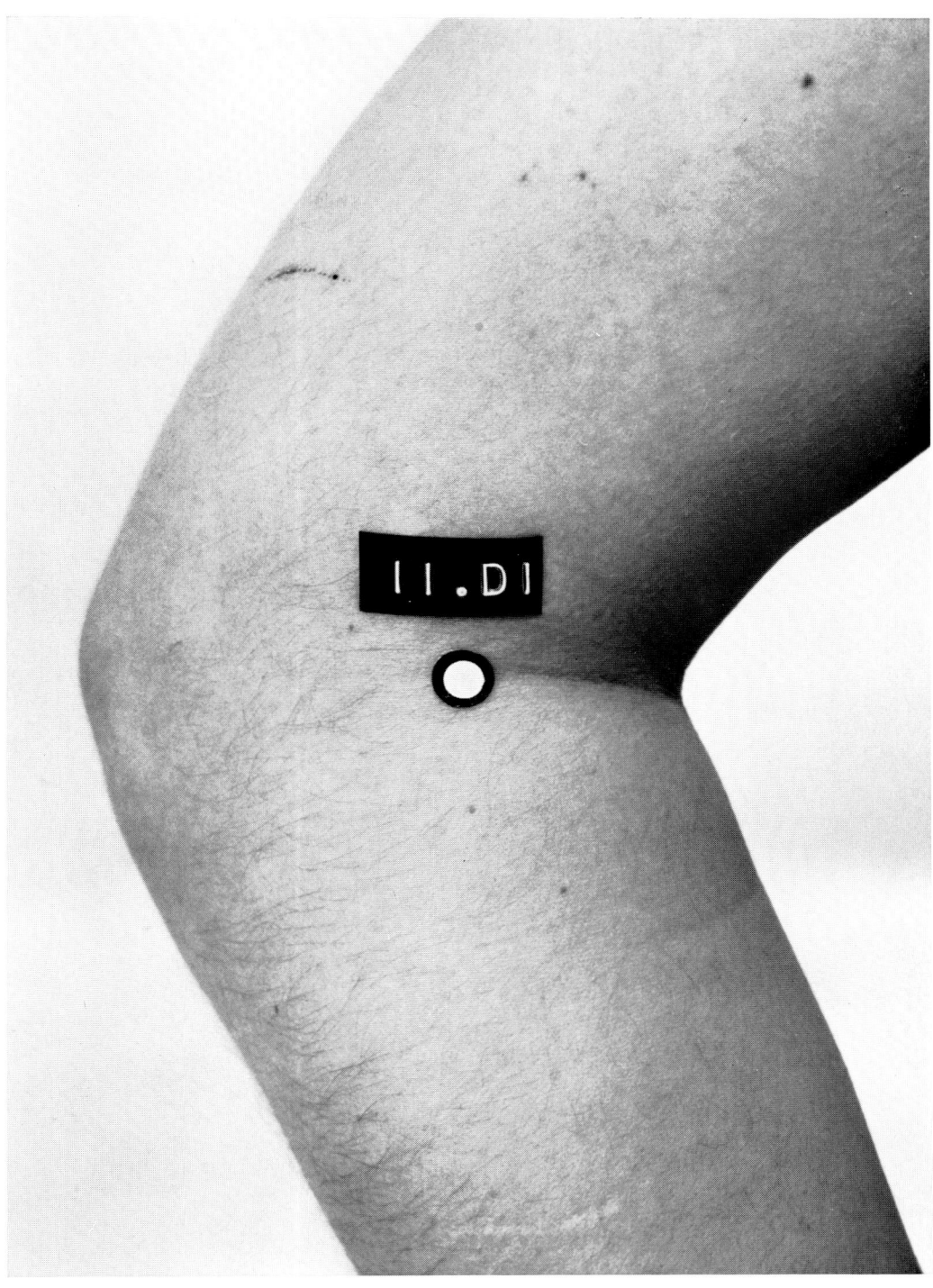

Bild 4. 3. Meßpunkt des Ellbogengelenkes = 11. Dickdarm

Lage: Am äußeren Ende der Ellbogenhautbeugefalte = 3. Meßpunkt des Ellbogengelenkes bzw. Meßpunkt der Articulatio humeroradialis, siehe auch Tafel 11, Seite 33. Dort auch 2. MP. Ellbogengelenk für Articulatio radioulnaris proximalis dargestellt 1. MP. Ellbogengelenk für Articulatio humeroulnaris, siehe Tafel 25, Seite 61

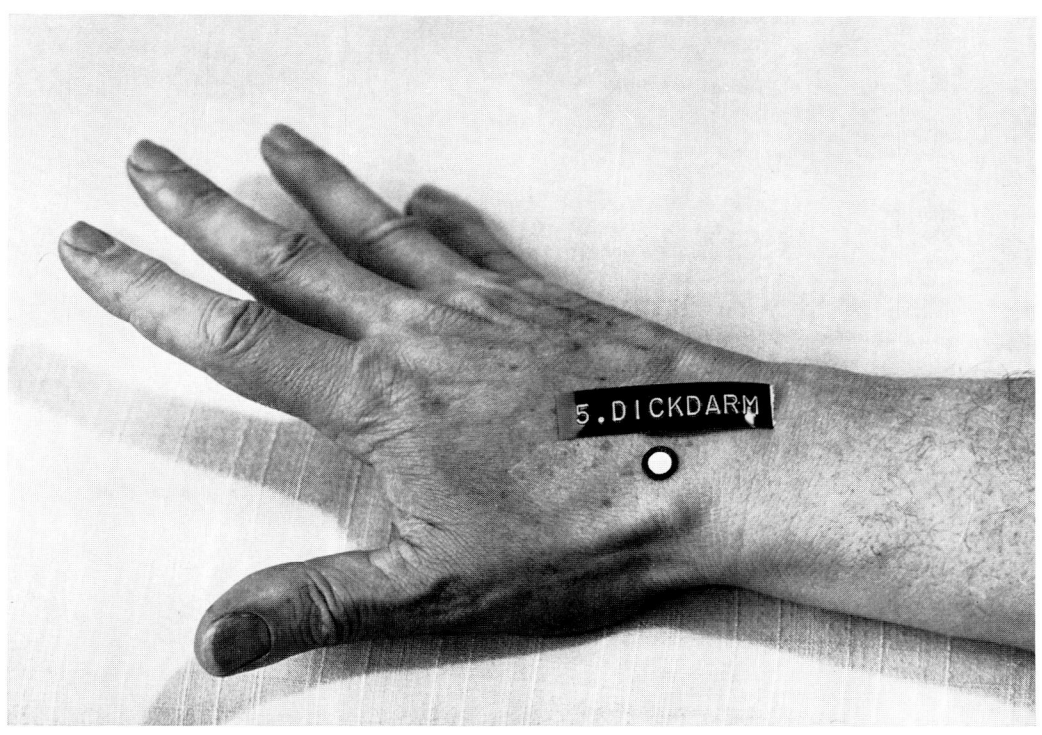

Bild 5. 1. Meßpunkt für das proximale Handgelenk = 5. Dickdarm

Die oberste Sehne der Tabatière, ulnar gelegen, ist die Sehne des Musculus extensor pollicis longus. Zwischen der Sehne des genannten Muskels und der Endsehne des Musculus extensor carpi radialis longus und dem proximalen Rand des Ligamentum carpi dorsale ist ein tieferer Zwischenraum, Foveola radialis, über dem der 5. Dickdarmpunkt gelegen ist, siehe Tafel 1, Seite 13. Der 5. Dickdarmpunkt ist 1. Meßpunkt des proximalen Handgelenks bzw. der Articulatio radiocarpea für den radialen Gelenkabschnitt. 2. Meßpunkt für den Gelenkabschnitt des Discus articularis ist 5. Dünndarm, siehe auch Tafel 1, Seite 13

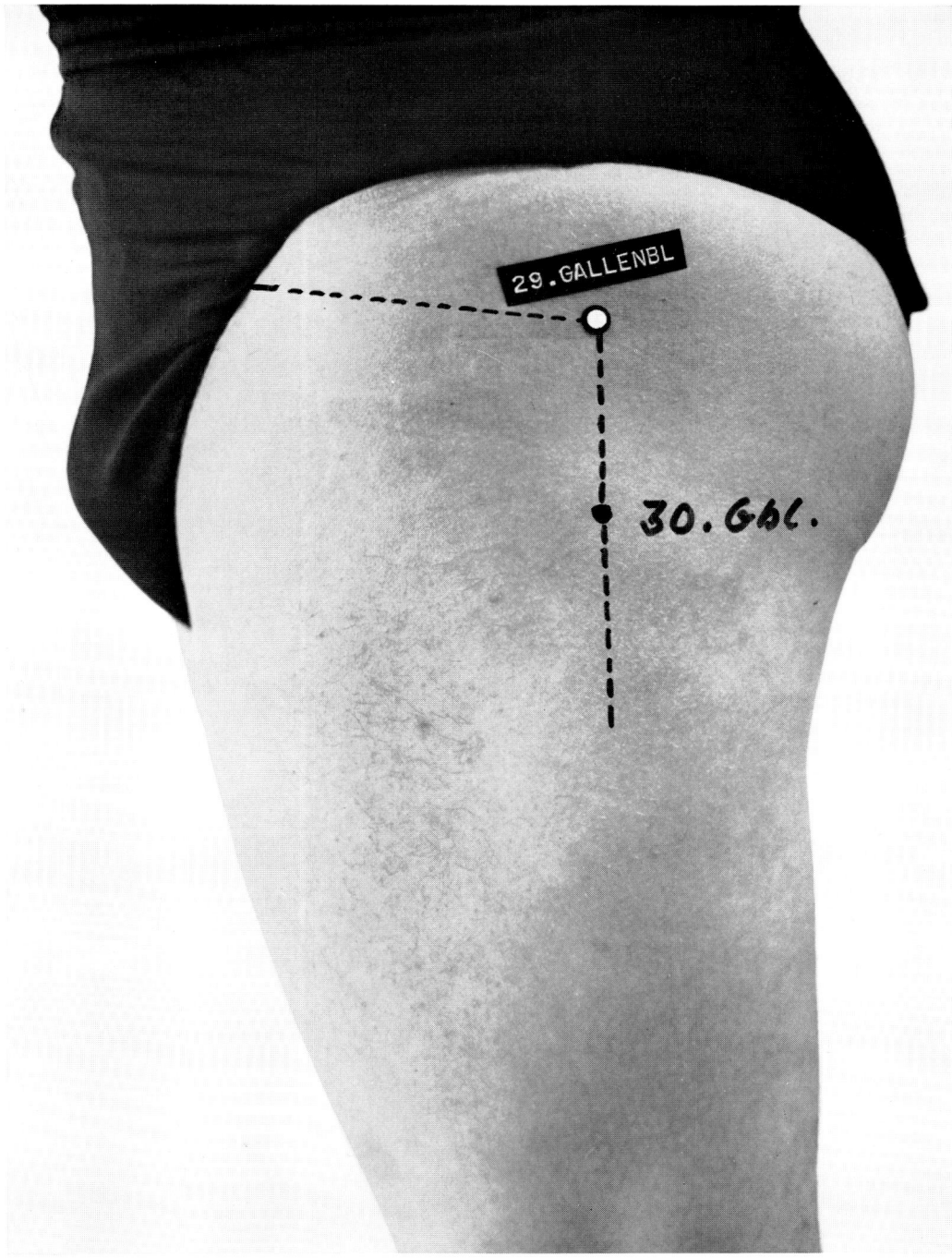

Bild 6. 3. Meßpunkt für das Hüftgelenk = 29. Gallenblase

Lage: Über dem Beginn des Rollhügelwulstes. Der 29. Gallenblasenpunkt ist der 3. Meßpunkt für das Hüftgelenk, siehe Tafel 24, Seite 59. In diesem Punkt macht der Gallenblasenmeridian fast einen rechtwinkligen Knick, um senkrecht in der Mitte des Ober-
schenkels nach unten abzusteigen. Merkmal Verlauf der Gallenblase am Oberschenkel
„Hände an der Hosennaht"
1. und 2. Meßpunkt Hüftgelenk für Hüftgelenkpfanne und Gelenkkapsel, siehe Tafel 12,
Seite 35

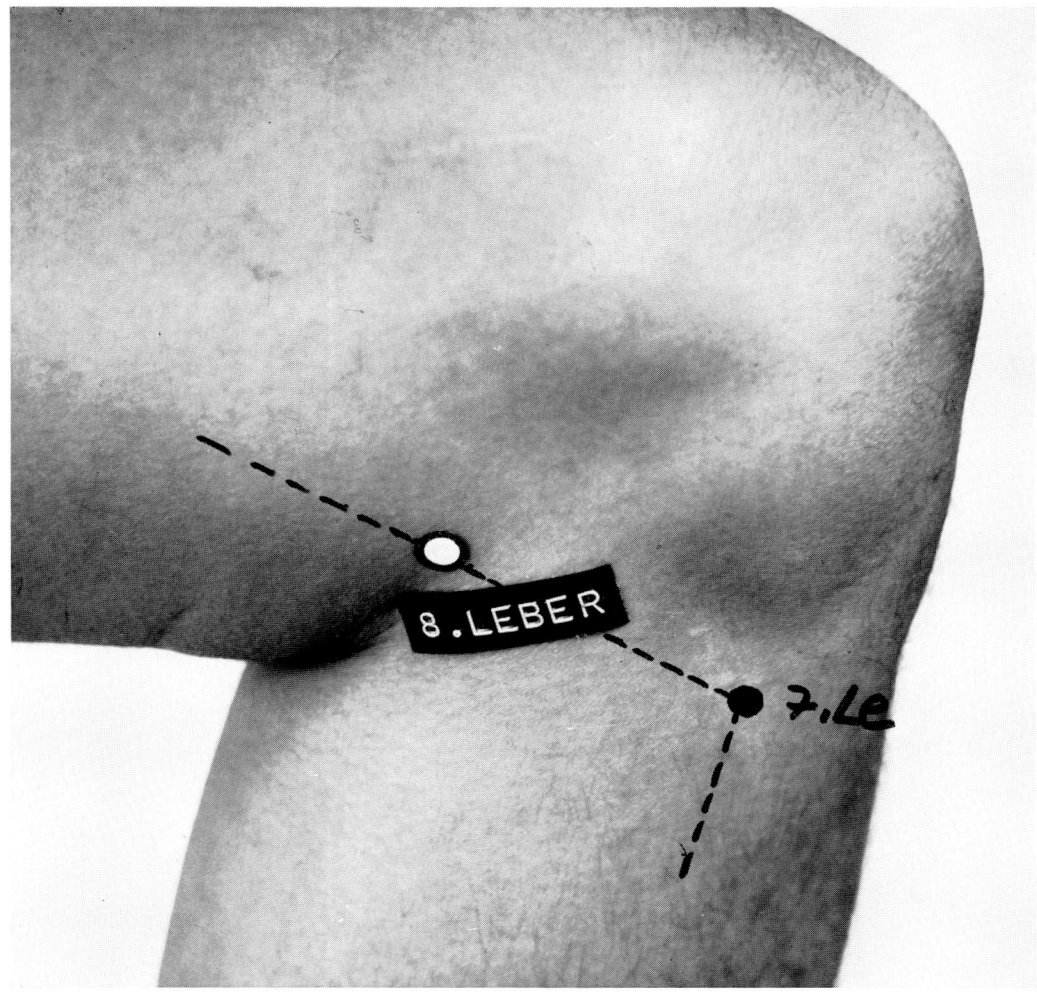

Bild 7. 1. Meßpunkt für das Kniegelenk: 8. Leber

Lage: Dieser Punkt liegt etwa ½ QF oberhalb des Endes der medialen Kniegelenkhaut-
beugefalte am unteren Sehnenrand des Musculus sartorius = 1. Meßpunkt für das Kniegelenk für den medialen Gelenkabschnitt. Der Lebermeridian verläuft am Oberschenkel entlang am Innenrand des Musculus sartorius aufwärts zum unteren Winkel
des Scarpaschen Dreiecks. 2. Meßpunkt Kniegelenk, siehe Tafel 23, Seite 57, und Bild 8,
Seite 93, und 3. Meßpunkt Kniegelenk für den hinteren Gelenkabschnitt, siehe Tafel 16,
Seite 43

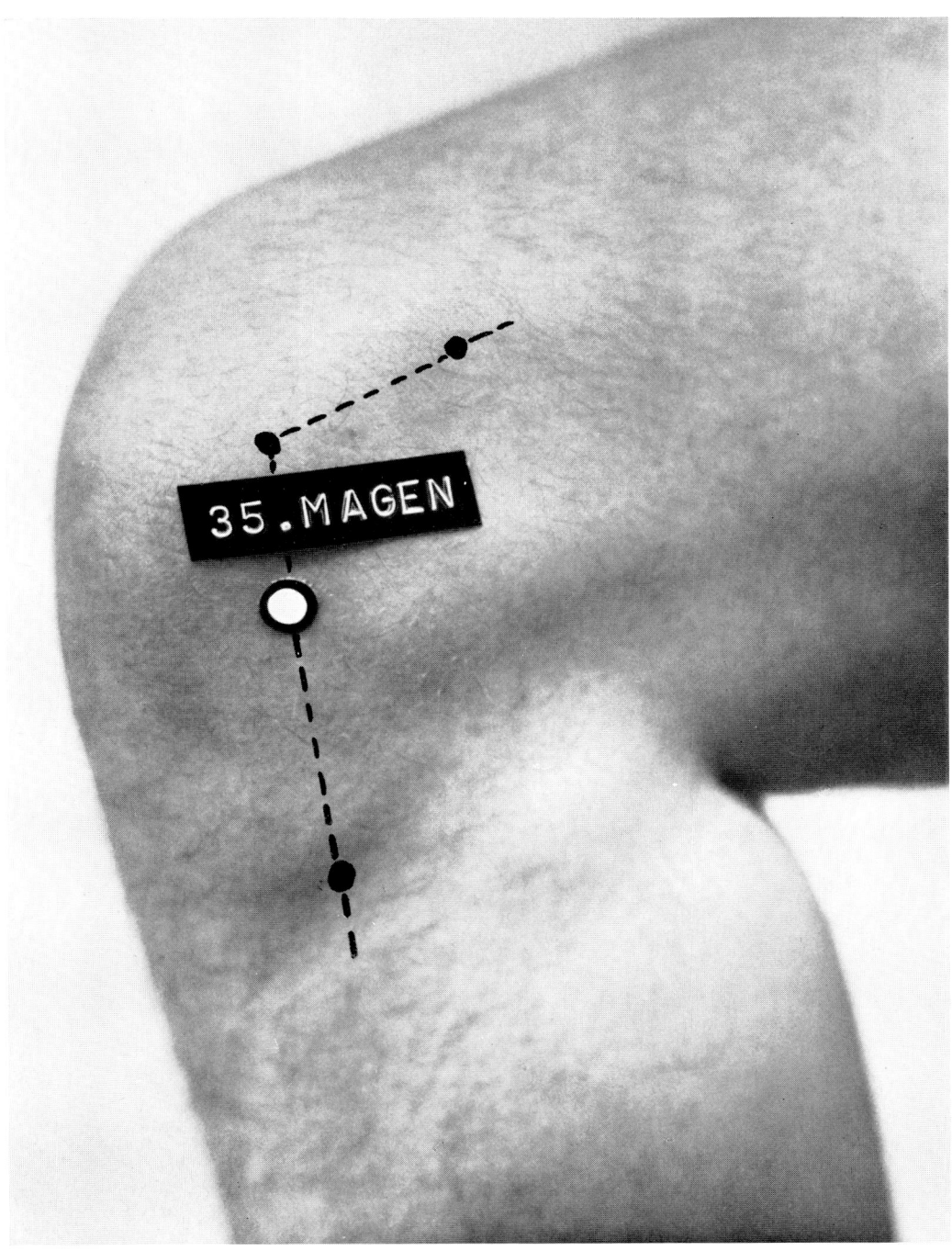

Bild 8. 2. Meßpunkt für das Kniegelenk = 35. Magen

Lage: Der Punkt liegt in Höhe des lateralen Kniegelenkspaltes ca. ³/₄ QF vom Seiten-
rand des Ligamentum patellae entfernt vor dem Vorderrand des Retinaculum patellae
laterale, siehe Tafel 23, Seite 57. Es ist der 2. Meßpunkt des Kniegelenks für den
lateralen Gelenkabschnitt

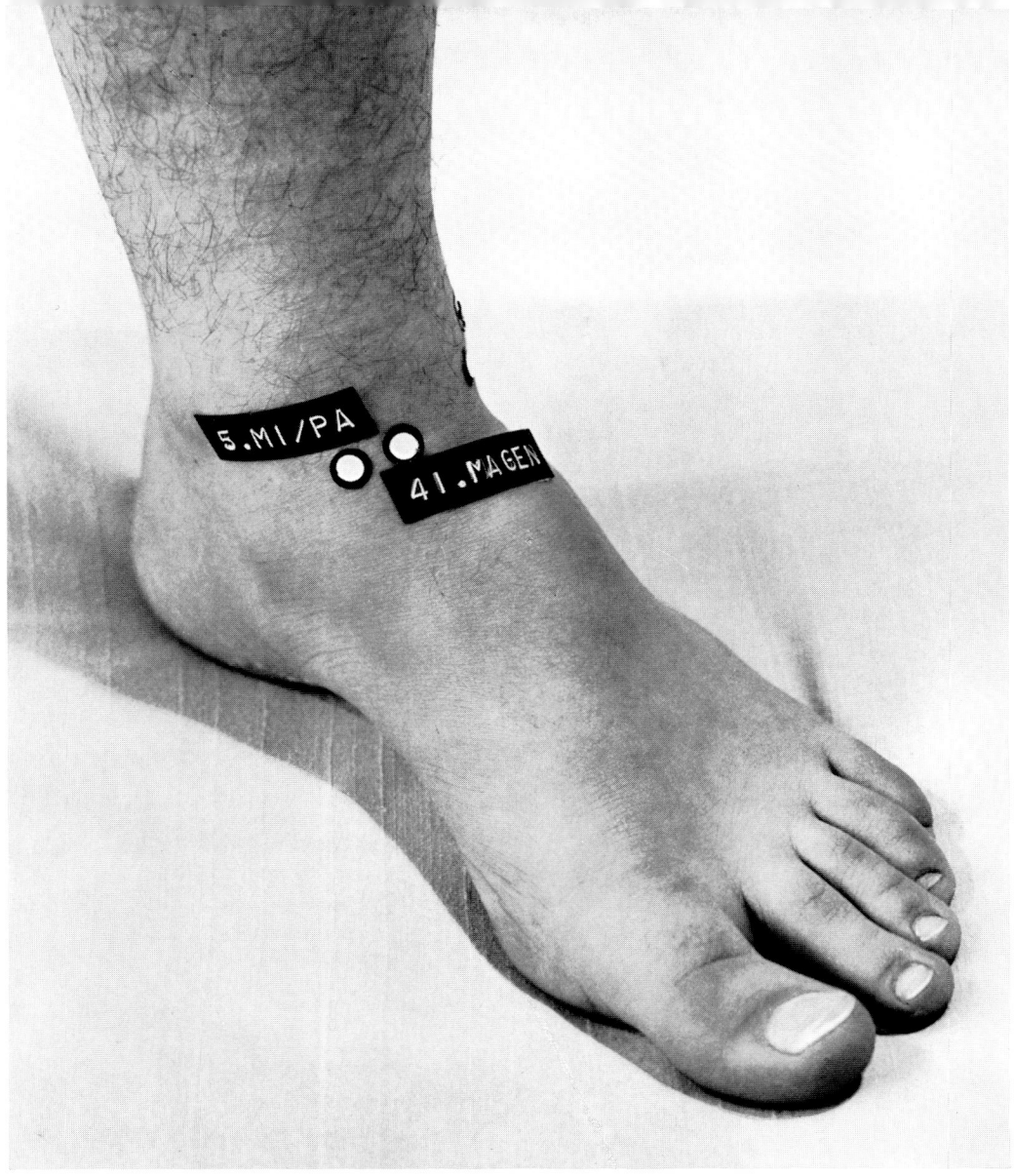

Bild 9. 1. und 2. Meßpunkt für das obere Sprunggelenk =
5. Milz-Pankreas und 41. Magen

Lage: Beide Punkte liegen in unmittelbarer Nachbarschaft über dem tibiotalaren Gelenk-
spalt und zwar jeweils vor dem medialen Rand einer Muskelsehne, wobei beide Punkte
über kleinen Zwischenräumen vor den Sehnen, die gut tastbar sind, liegen. Der
5. Milz-Pankreas liegt vor dem medialen Rand der Sehne des Musculus extensor hallucis
longus, der 41. Magen vor dem medialen Rand des Musculus extensor digitorum longus,
siehe Tafel 3 auf Seite 17
5. Milz-Pankreas = 1. Meßpunkt für oberes Sprunggelenk für den medialen Gelenkabschnitt (Gebiet Malleolus medialis), 41. Magen = 2. Meßpunkt für oberes Sprunggelenk für den inneren Gelenkabschnitt (Gebiet Trochlea tali), 3. Meßpunkt für das
obere Sprunggelenk für den lateralen Gelenkabschnitt (Gebiet Malleolus lateralis),
siehe Tafel 17, Seite 45 und Bild 10, Seite 97

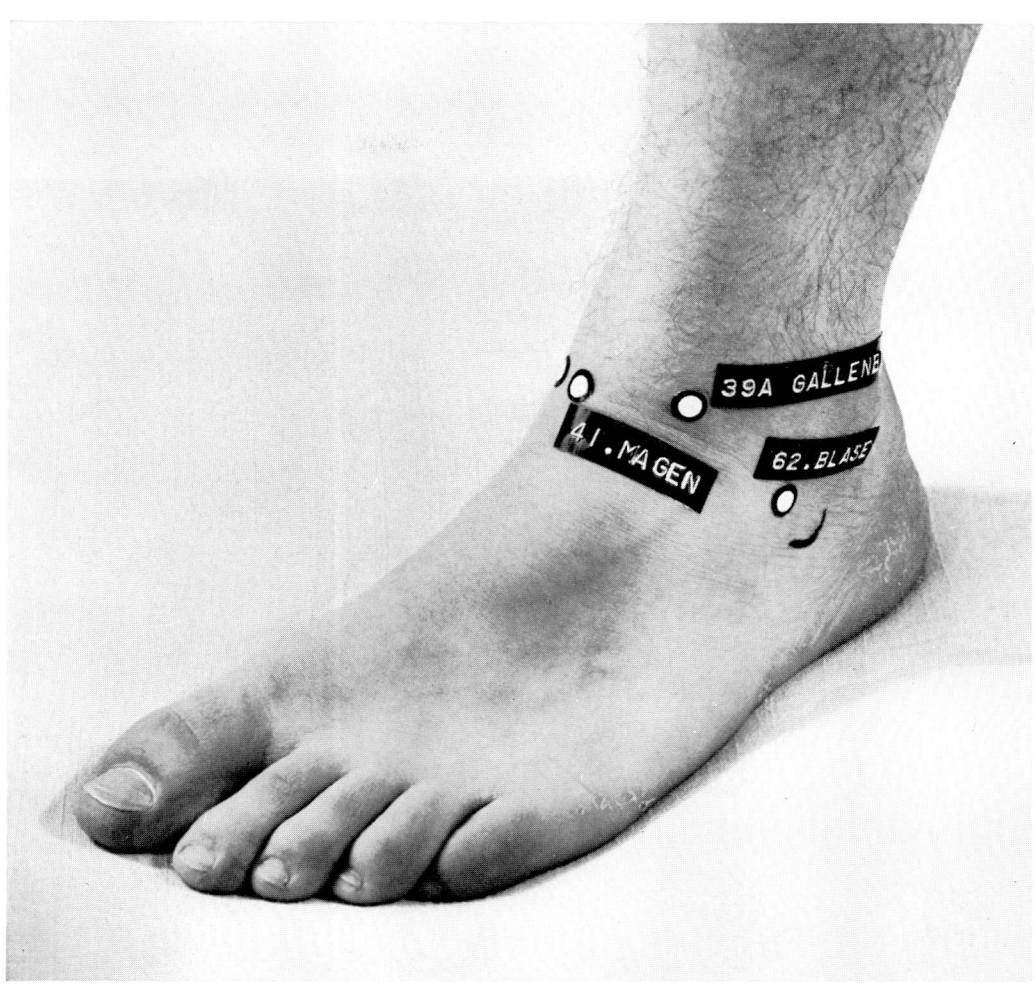

Bild 10. 3. Meßpunkt für oberes Sprunggelenk = 39a. Gallenblase und
Meßpunkt für hinteres Sprunggelenk = 62. Blase

Lage: der unter dem 62. Blasenpunkt gezeichnete Haken stellt die untere Begrenzung
des Processus trochlearis dar, der der Orientierungspunkt für das Aufsuchen des 62. Bla-
senpunktes ist. $^1/_2$ QF senkrecht oberhalb der Basis des Processus trochlearis liegt der
Punkt, siehe Tafel 23, Seite 57. Der 62. Blasenpunkt ist der Meßpunkt für das hintere
Sprunggelenk bzw. für die Articulatio talocalcanea posterior (subtalaris). 39a. Gallenblasenpunkt ist der 3. Meßpunkt für das obere Sprunggelenk für den lateralen Gelenkabschnitt (Gebiet Malleolus lateralis), der über dem rechtwinkligen Knick der tibio-
fibulotalaren Gelenkspalte liegt, siehe Tafel 17, Seite 45. Beachte, daß die 3 Gelenkmeßpunkte des oberen Sprunggelenks fast in einer Ebene liegen. 5. Milz-Pankreas ist
in der Abbildung gerade noch angedeutet

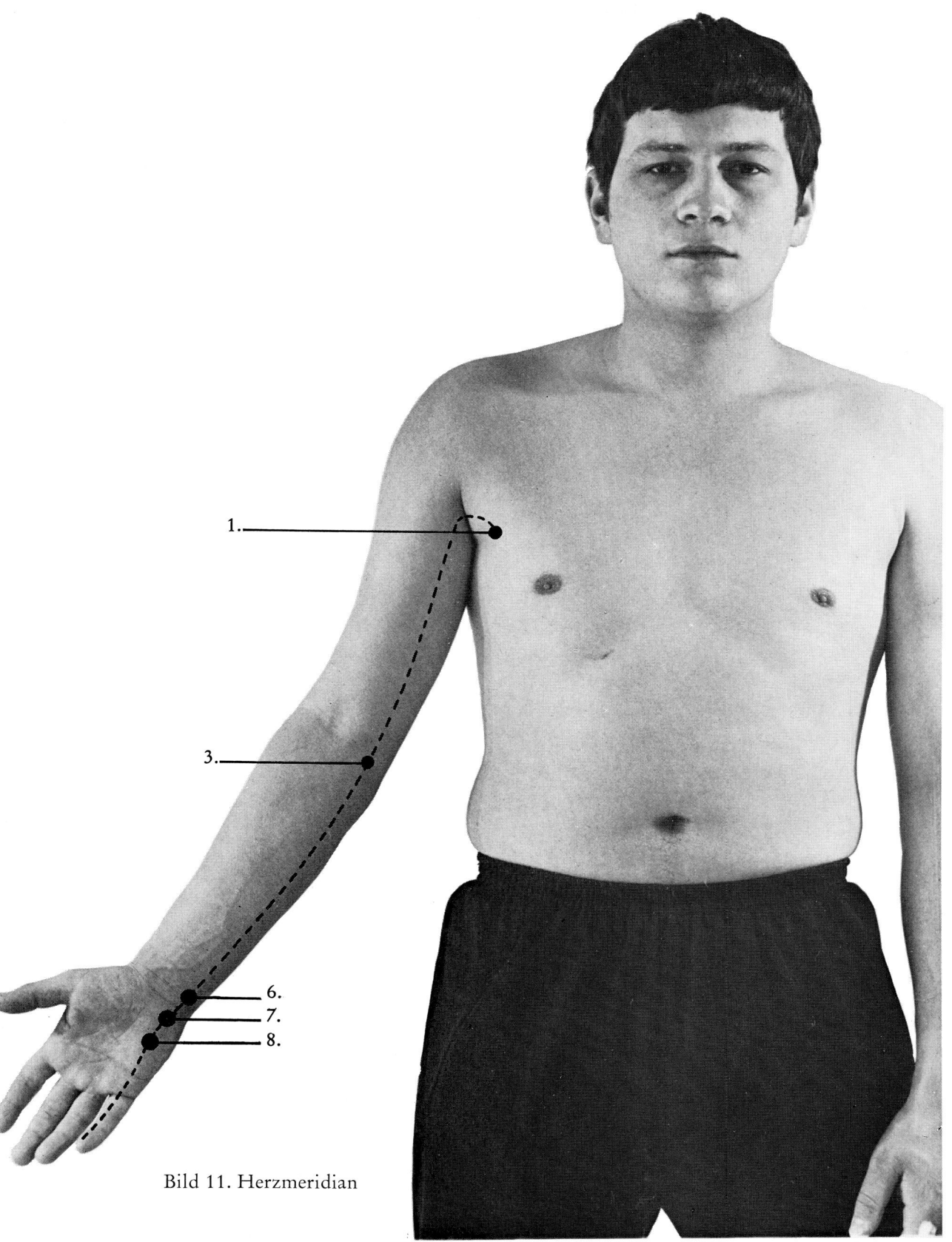

Bild 11. Herzmeridian

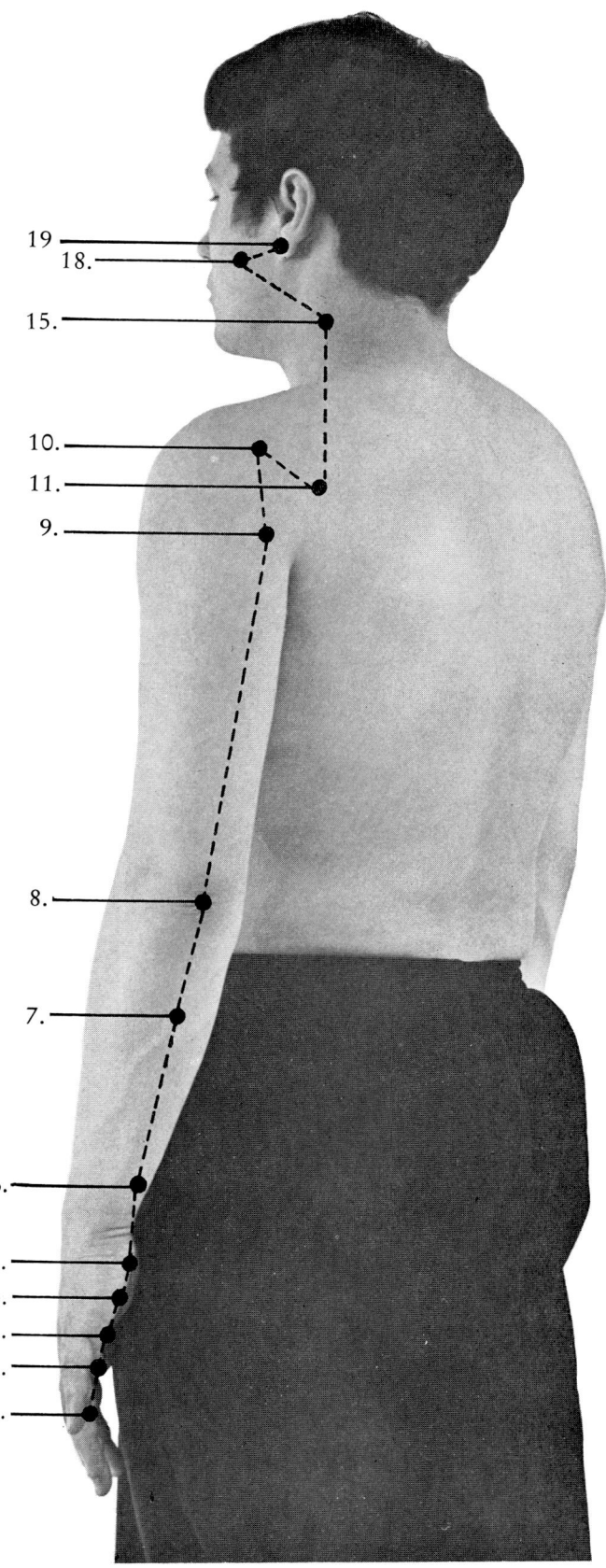

Bild 12. Dünndarmmeridian   101

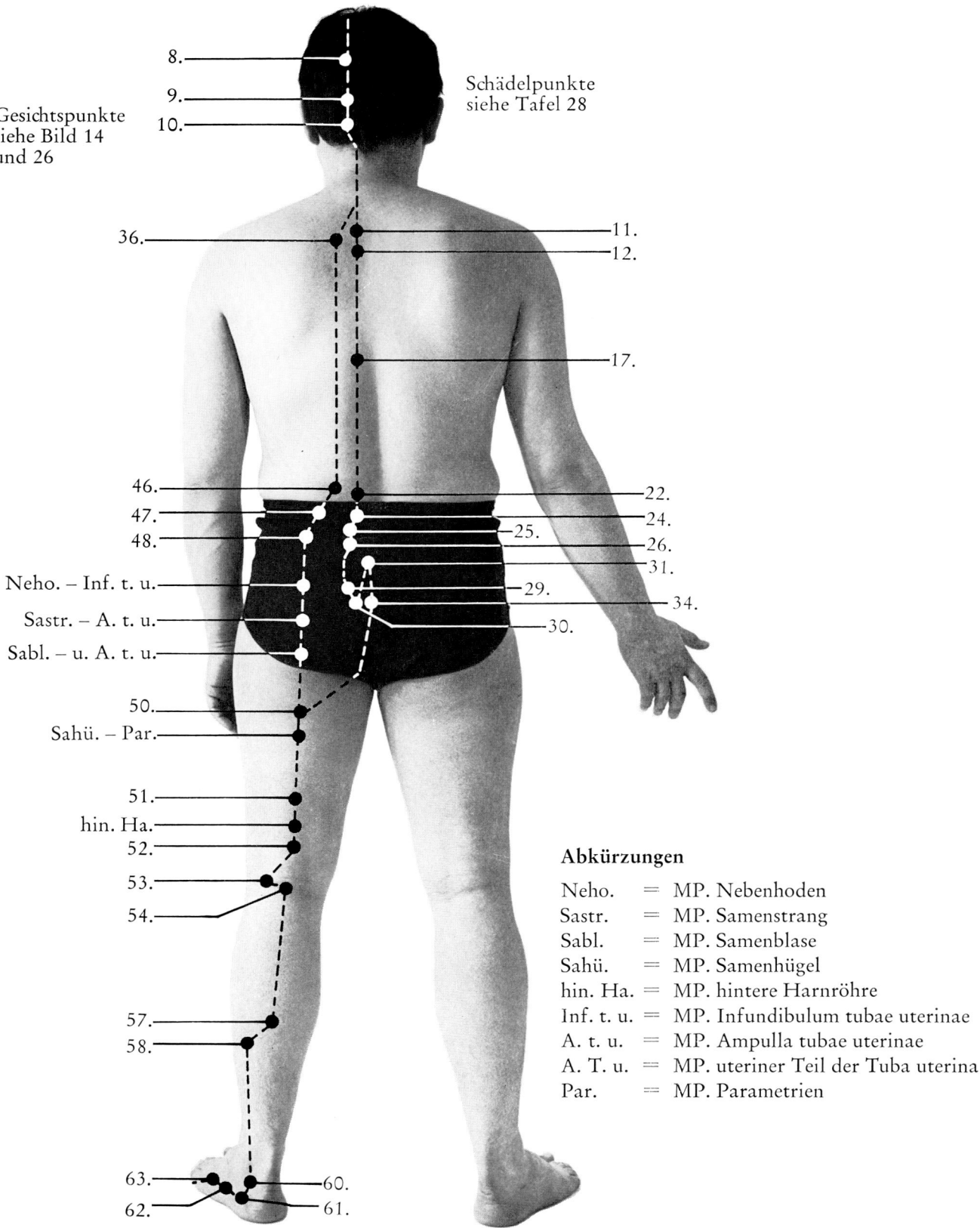

Gesichtspunkte
siehe Bild 14
und 26

Schädelpunkte
siehe Tafel 28

8.
9.
10.
36.
11.
12.
17.
46.
47.
48.
22.
24.
25.
26.
31.
Neho. – Inf. t. u.
29.
34.
Sastr. – A. t. u.
30.
Sabl. – u. A. t. u.
50.
Sahü. – Par.
51.
hin. Ha.
52.
53.
54.
57.
58.
63.
60.
62.
61.

Abkürzungen

Neho. = MP. Nebenhoden
Sastr. = MP. Samenstrang
Sabl. = MP. Samenblase
Sahü. = MP. Samenhügel
hin. Ha. = MP. hintere Harnröhre
Inf. t. u. = MP. Infundibulum tubae uterinae
A. t. u. = MP. Ampulla tubae uterinae
A. T. u. = MP. uteriner Teil der Tuba uterina
Par. = MP. Parametrien

Bild 13. Blasenmeridian

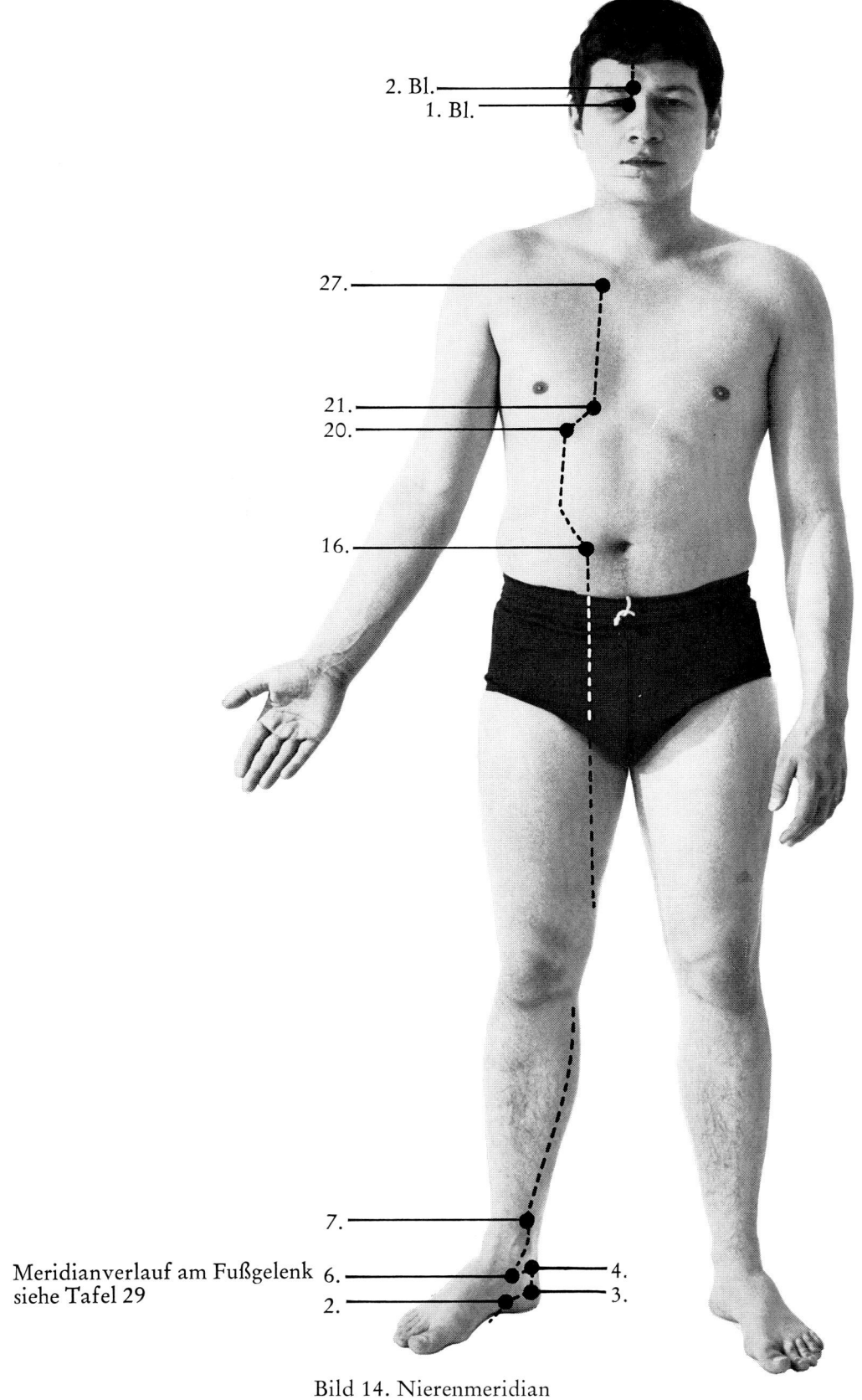

2. Bl.

1. Bl.

27.

21.

20.

16.

7.

Meridianverlauf am Fußgelenk
siehe Tafel 29

6.

4.

2.

3.

Bild 14. Nierenmeridian

Der 10. Nierenpunkt liegt an der hinteren Innenseite des Kniegelenks, siehe Tafel 16

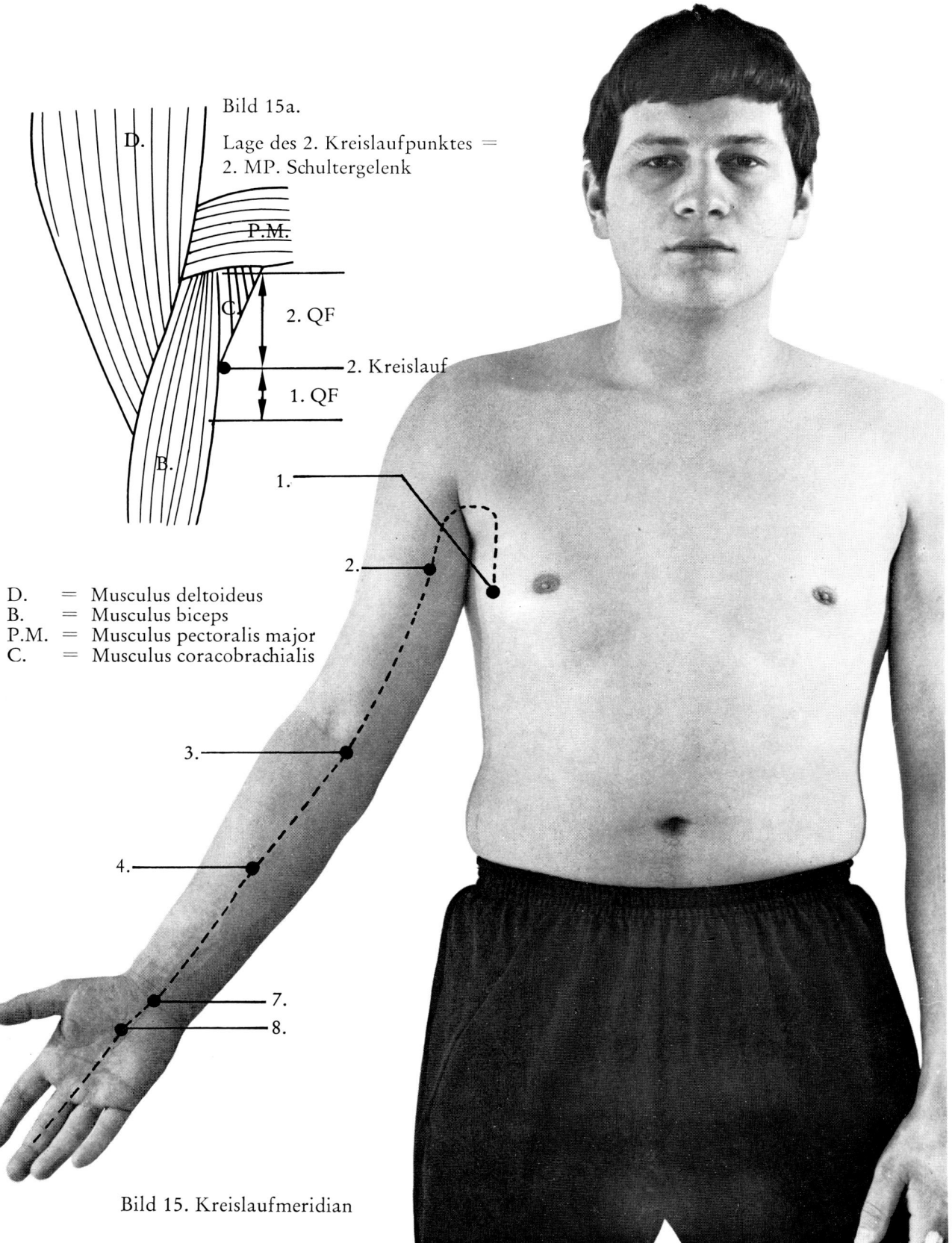

Bild 15a.

Lage des 2. Kreislaufpunktes =
2. MP. Schultergelenk

2. QF

2. Kreislauf

1. QF

D.   = Musculus deltoideus
B.   = Musculus biceps
P.M. = Musculus pectoralis major
C.   = Musculus coracobrachialis

Bild 15. Kreislaufmeridian

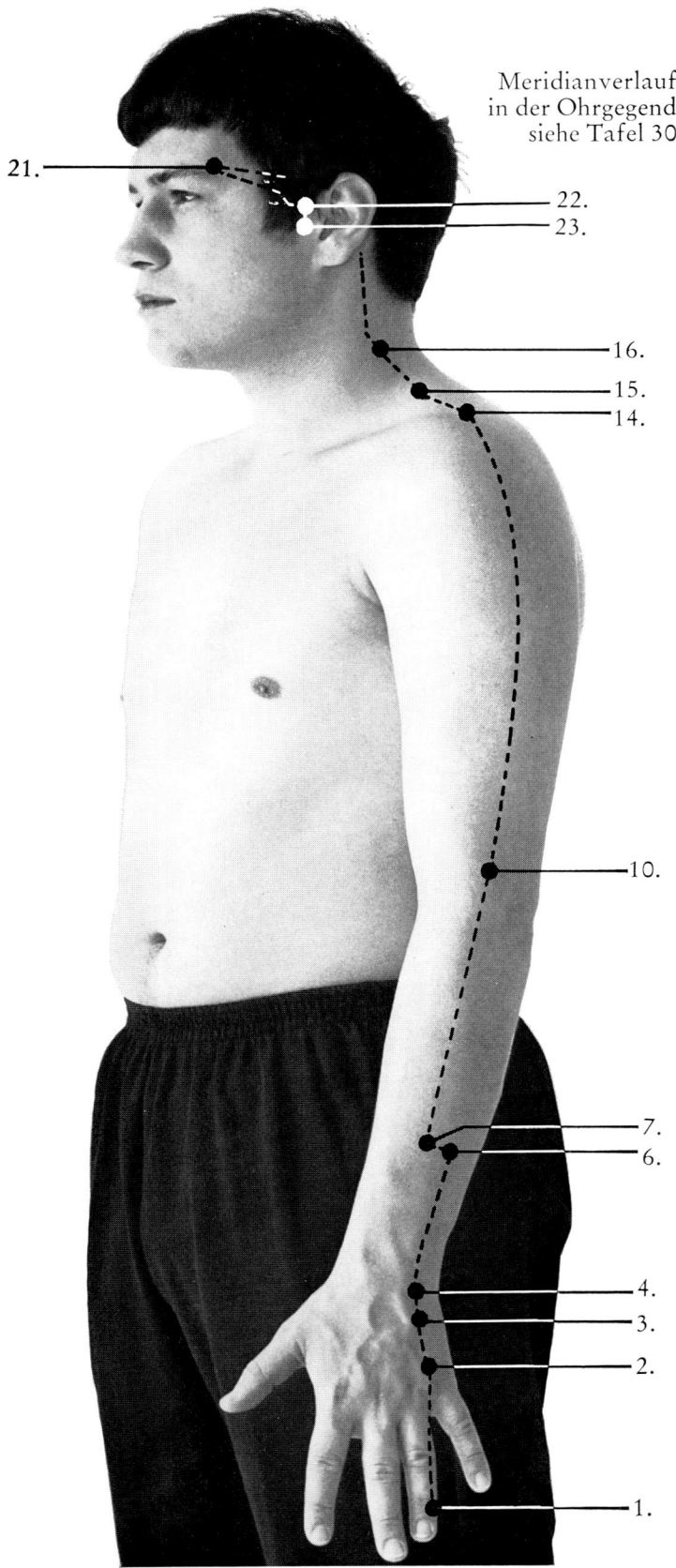

Meridianverlauf
in der Ohrgegend
siehe Tafel 30

21.

22.
23.

16.
15.
14.

10.

7.
6.

4.
3.
2.

1.

Bild 16. Dreifacherwärmer-(endokriner) Meridian   109

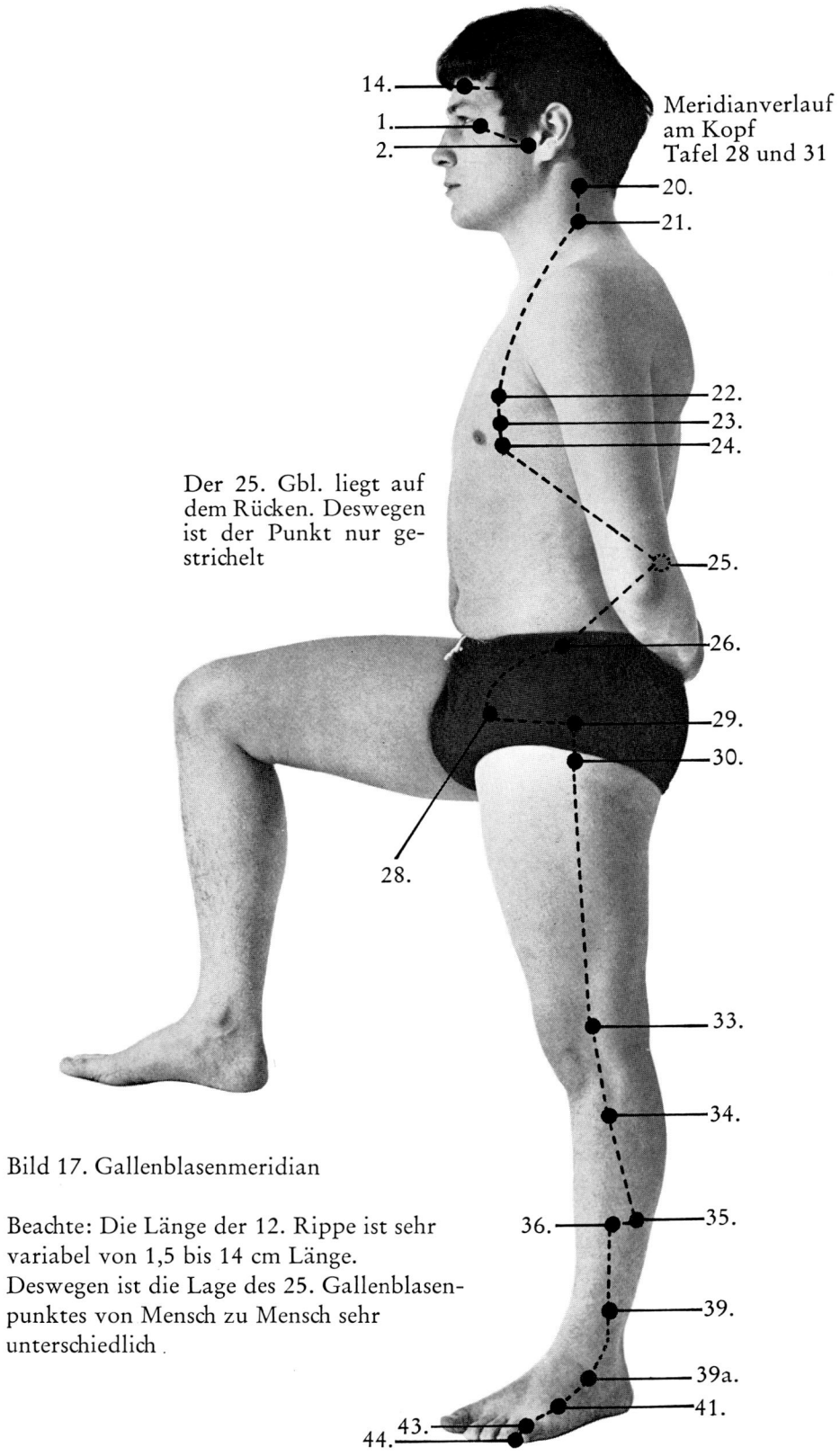

14. ─

1. ─

2. ─

Meridianverlauf
am Kopf
Tafel 28 und 31

─ 20.

─ 21.

─ 22.

─ 23.

─ 24.

Der 25. Gbl. liegt auf
dem Rücken. Deswegen
ist der Punkt nur ge-
strichelt

─ 25.

─ 26.

─ 29.

─ 30.

28.

─ 33.

─ 34.

Bild 17. Gallenblasenmeridian

Beachte: Die Länge der 12. Rippe ist sehr
variabel von 1,5 bis 14 cm Länge.
Deswegen ist die Lage des 25. Gallenblasen-
punktes von Mensch zu Mensch sehr
unterschiedlich.

36. ─

─ 35.

─ 39.

─ 39a.

─ 41.

44. ─ 43. ─

111

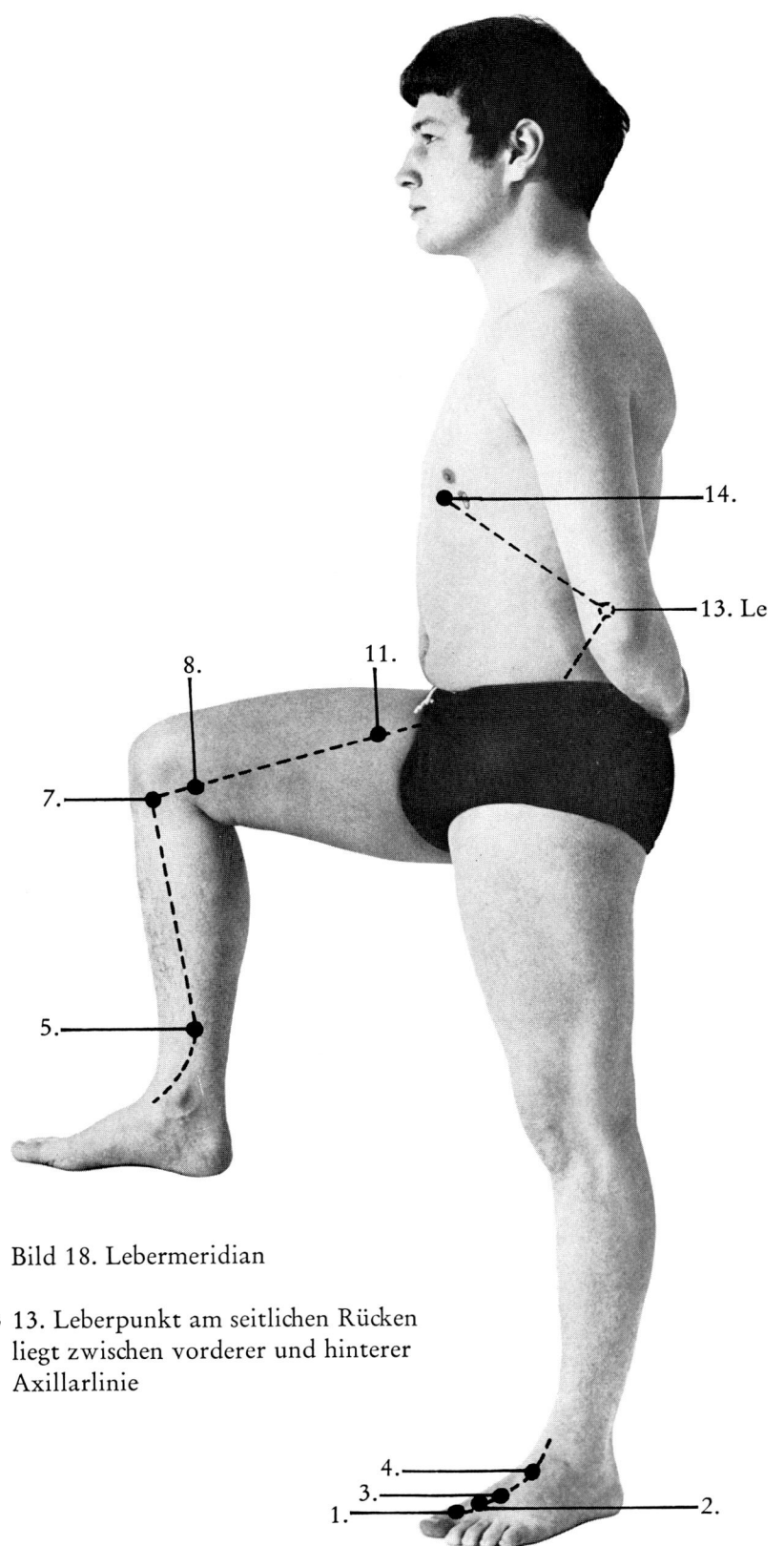

Bild 18. Lebermeridian

:◌: 13. Leberpunkt am seitlichen Rücken
liegt zwischen vorderer und hinterer
Axillarlinie

113

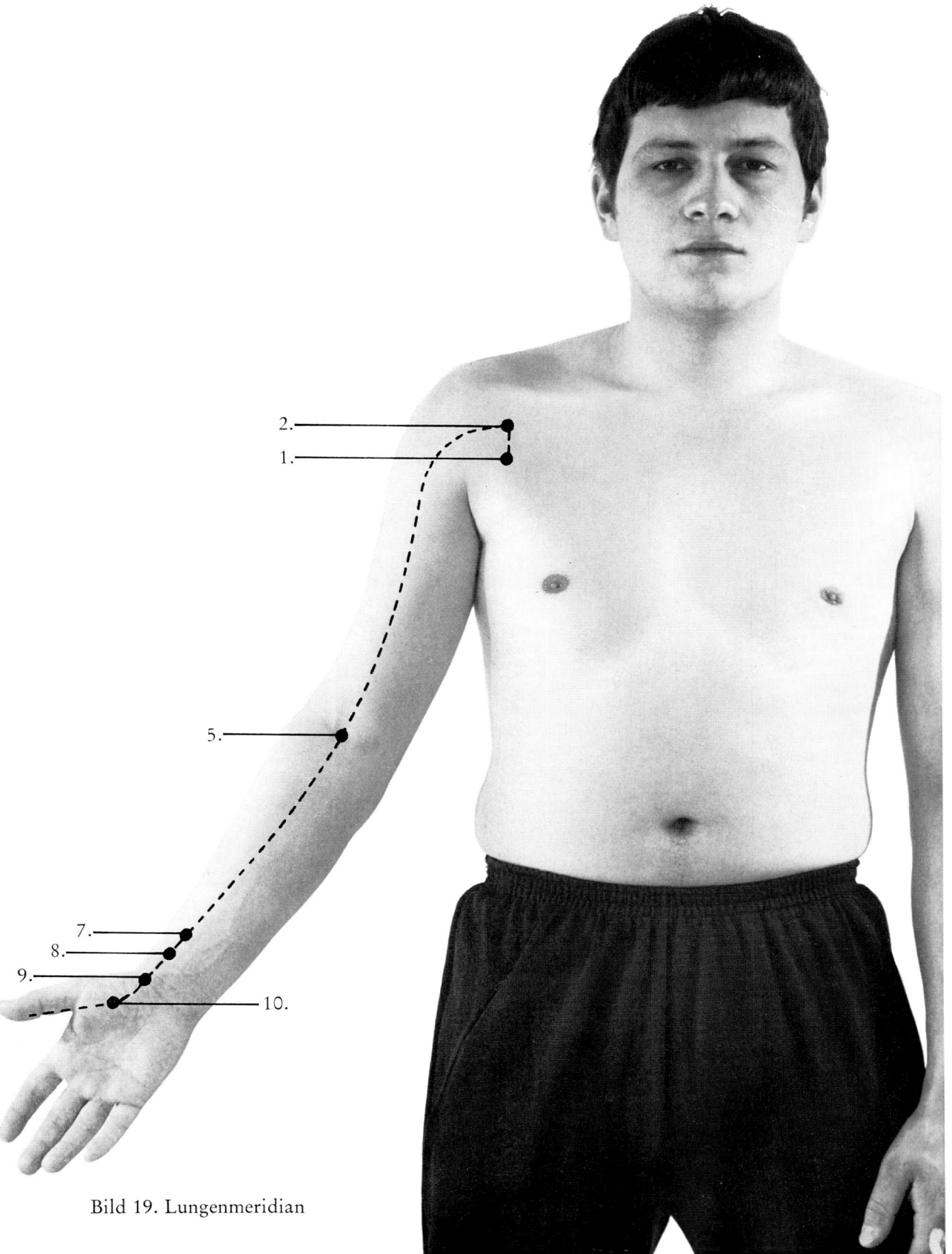

Bild 19. Lungenmeridian

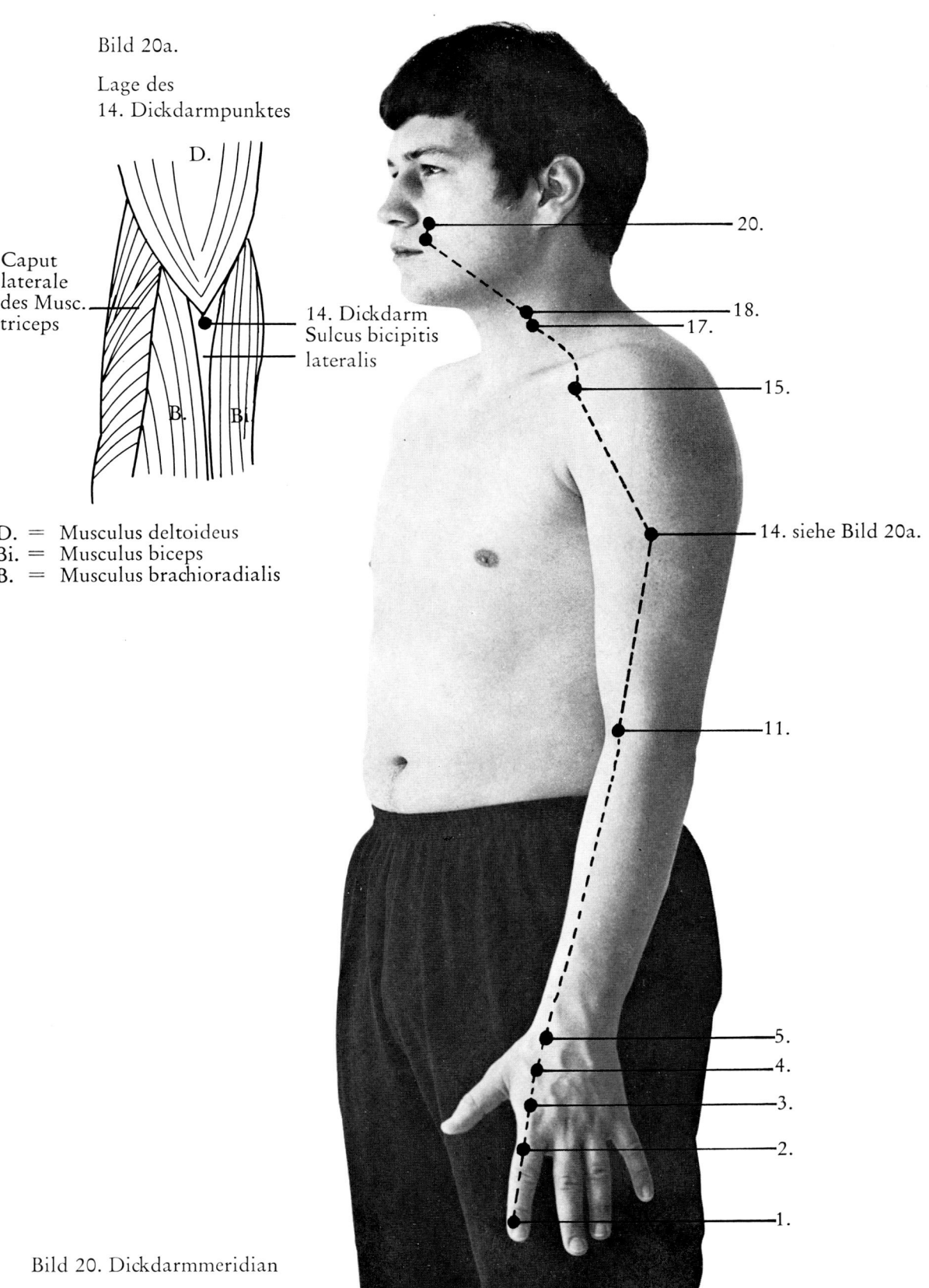

Bild 20a.

Lage des
14. Dickdarmpunktes

D.

Caput
laterale
des Musc.
triceps

14. Dickdarm
Sulcus bicipitis
lateralis

B.   Bi.

D. = Musculus deltoideus
Bi. = Musculus biceps
B. = Musculus brachioradialis

20.

18.
17.

15.

14. siehe Bild 20a.

11.

5.
4.
3.
2.
1.

Bild 20. Dickdarmmeridian

117

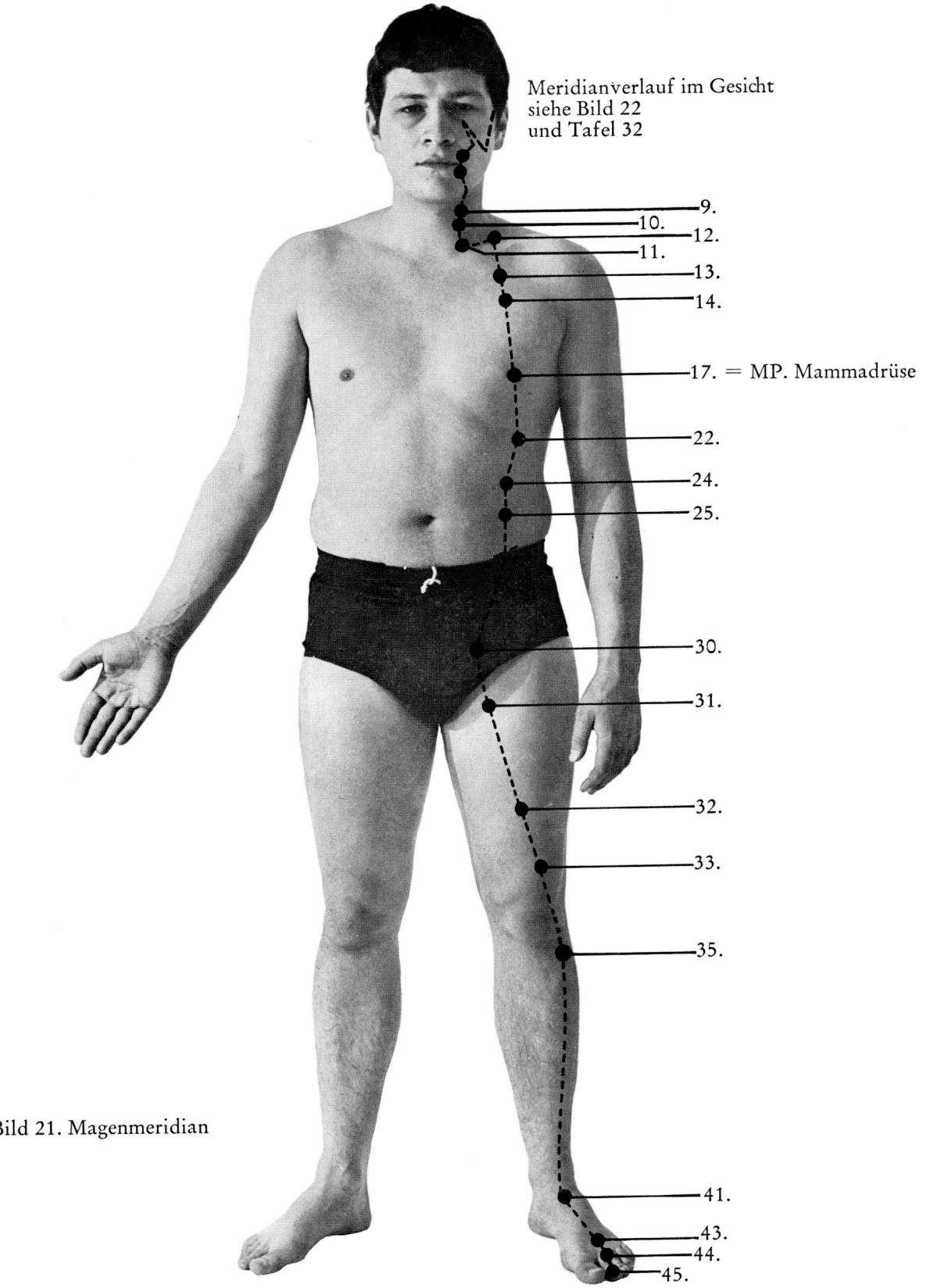

Meridianverlauf im Gesicht
siehe Bild 22
und Tafel 32

9.
10.
12.
11.
13.
14.

17. = MP. Mammadrüse

22.
24.
25.

30.
31.

32.
33.

35.

Bild 21. Magenmeridian

41.
43.
44.
45.

119

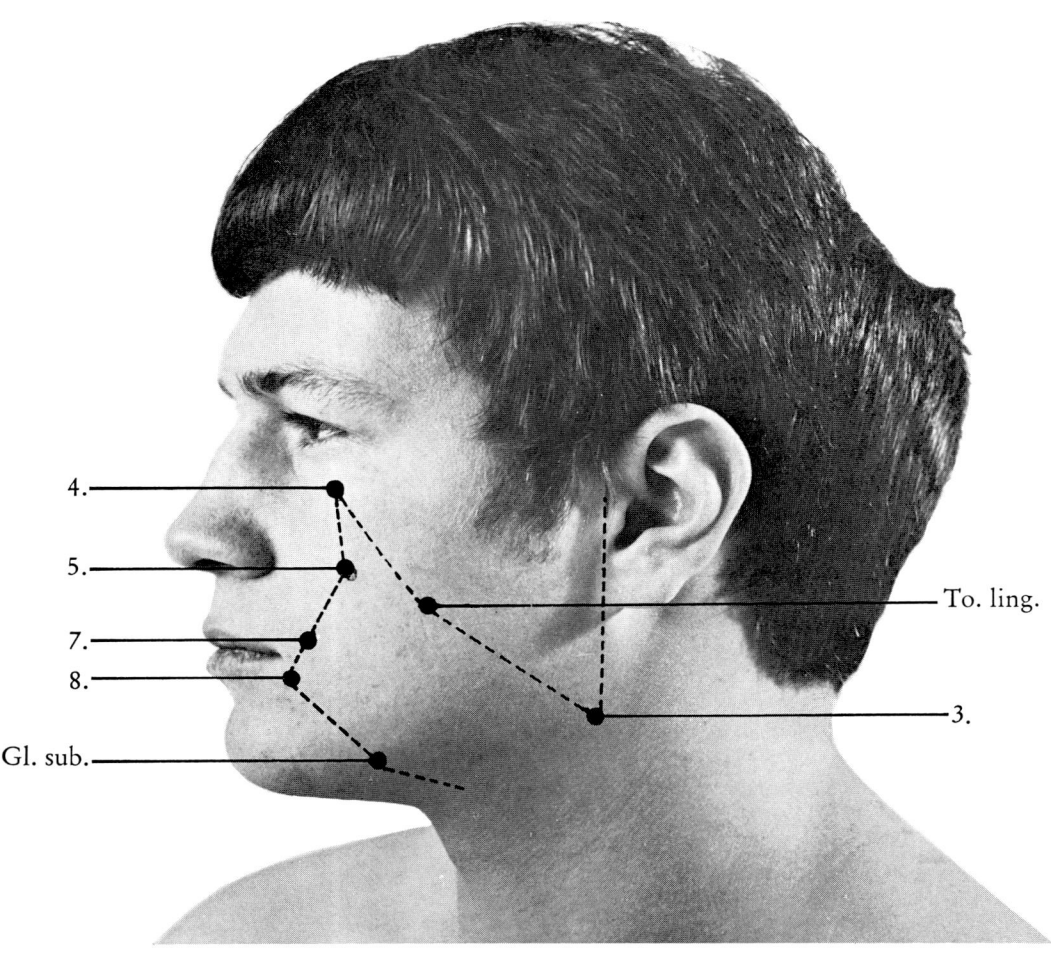

Bild 22. Verlauf des Magenmeridians im Gesicht

To. ling. = MP. Zungentonsille
Gl. sub. = MP. Glandula submandibularis

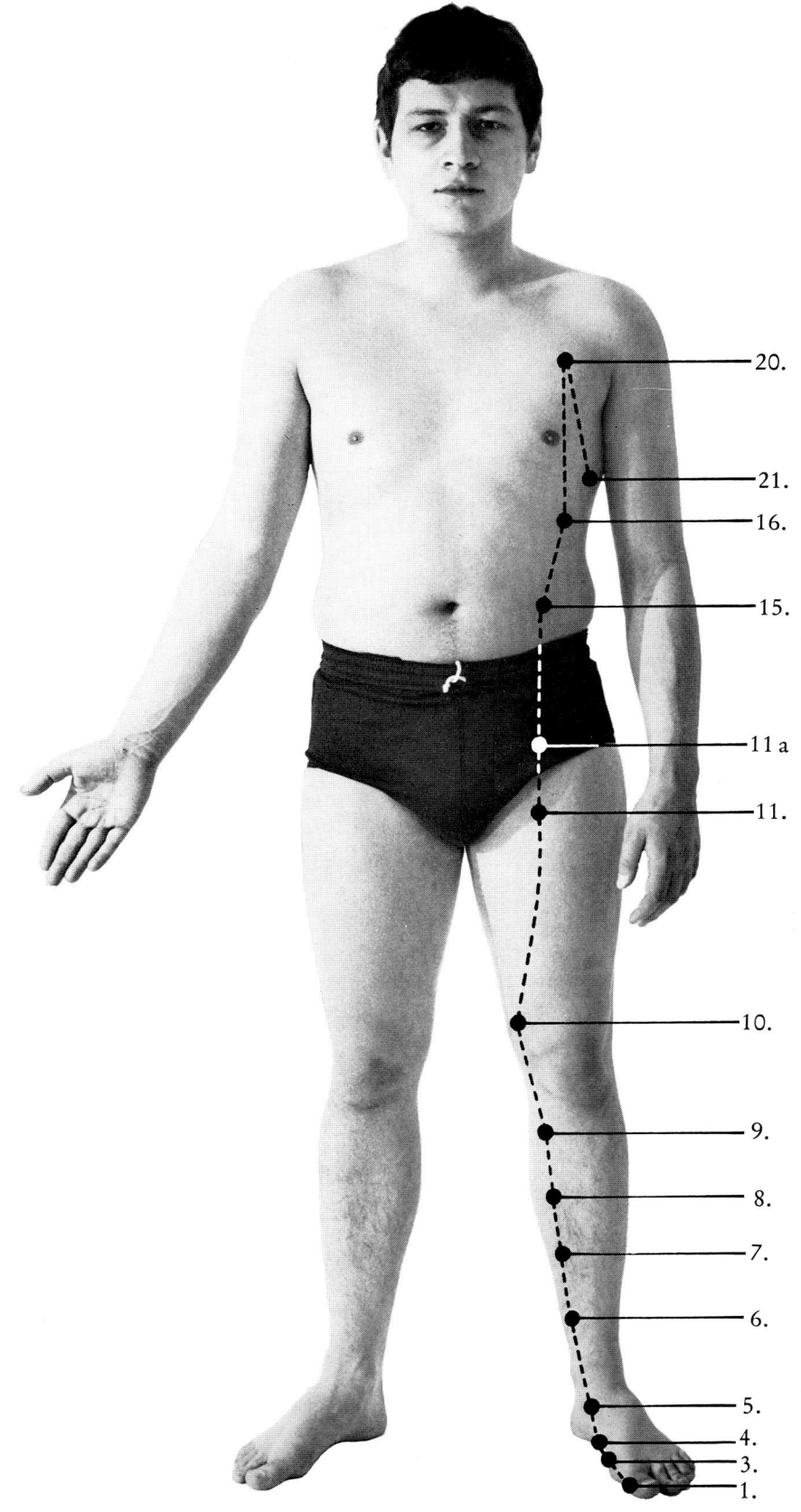

Bild 23. Milz-Pankreasmeridian

Milzmeridian links — Pankreasmeridian rechts gelegen   123

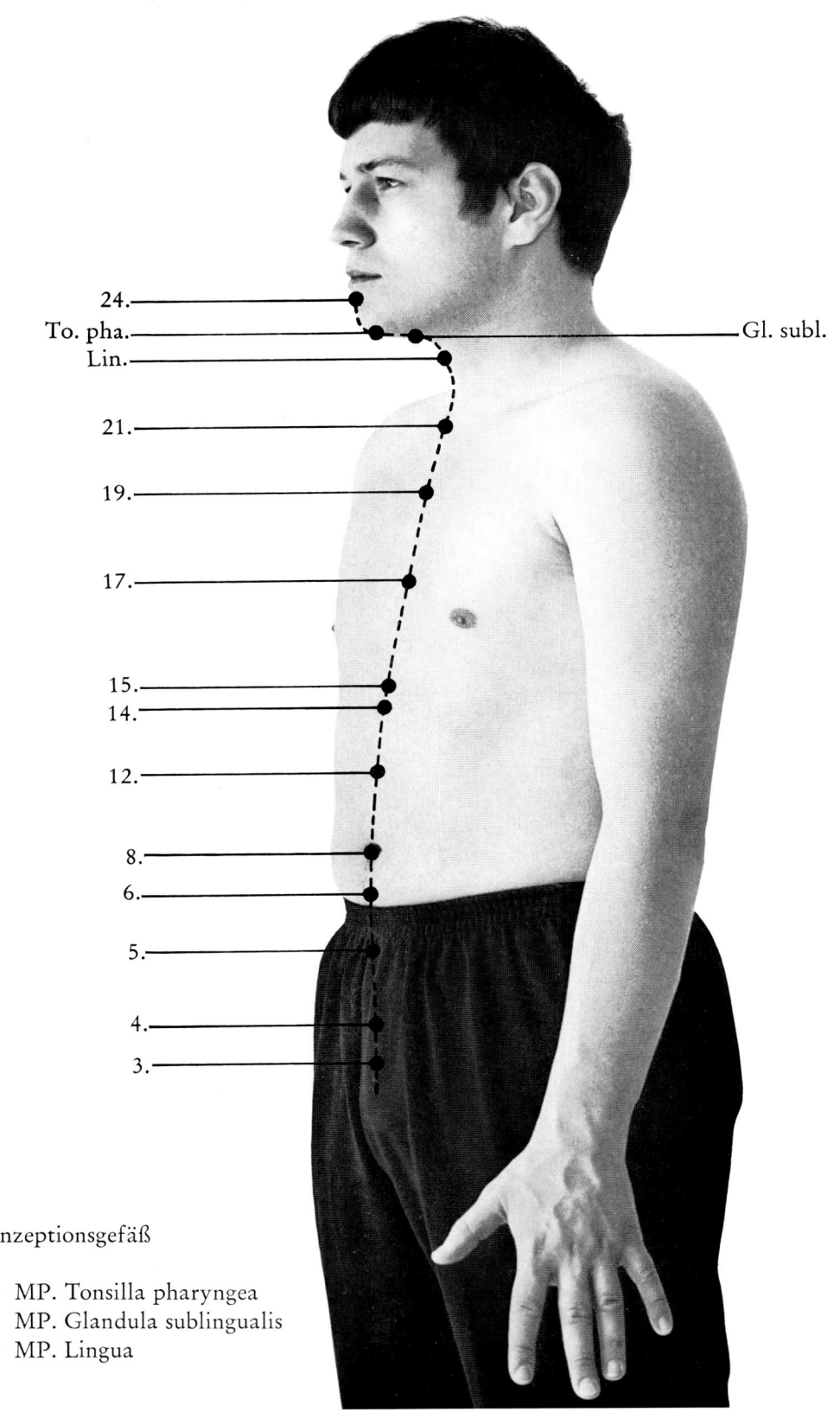

24.

To. pha.

Lin.

Gl. subl.

21.

19.

17.

15.
14.

12.

8.

6.

5.

4.

3.

Bild 24. Konzeptionsgefäß

To. pha. = MP. Tonsilla pharyngea
Gl. subl. = MP. Glandula sublingualis
Lin.   = MP. Lingua

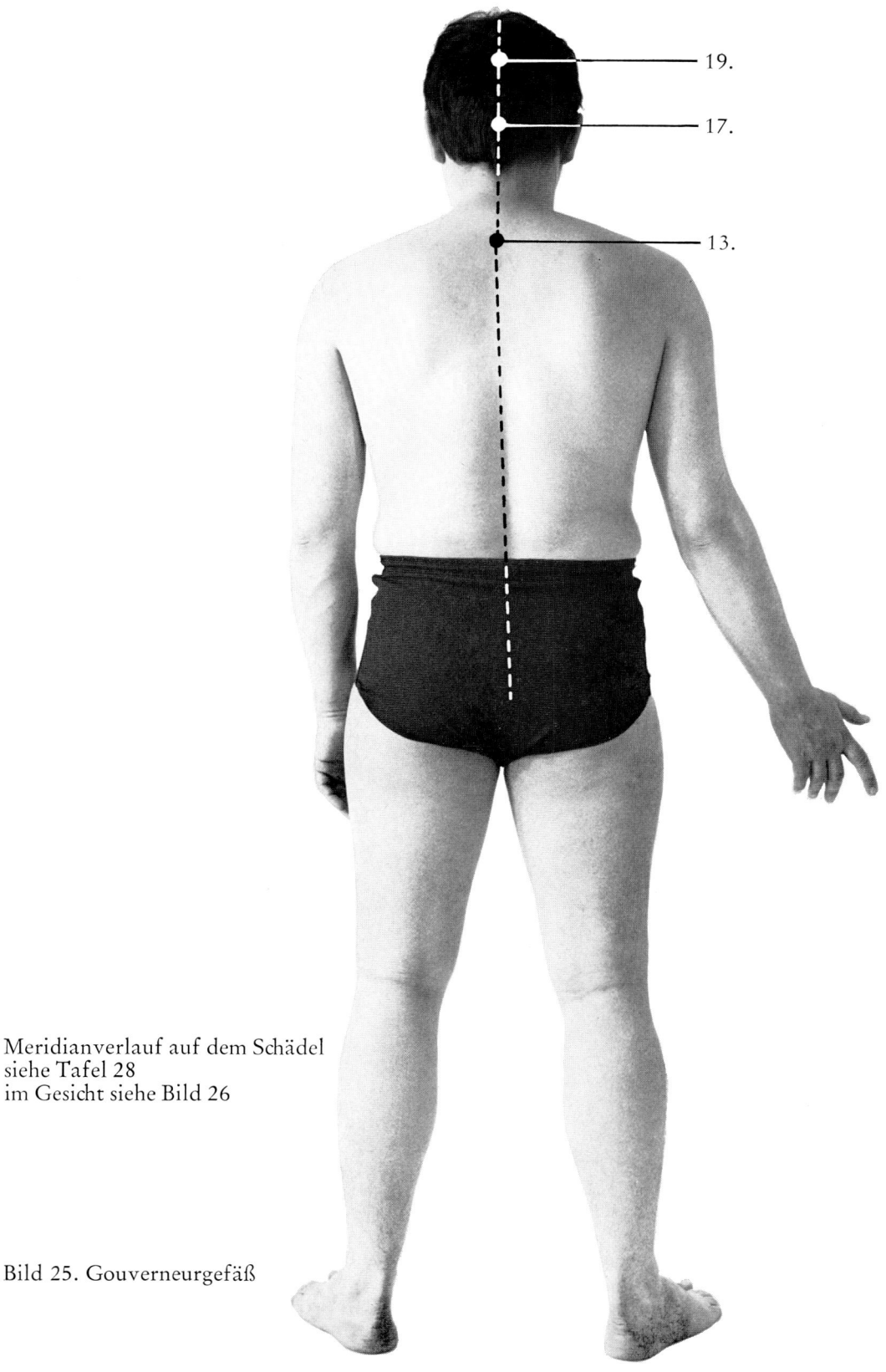

— 19.

— 17.

— 13.

Meridianverlauf auf dem Schädel
siehe Tafel 28
im Gesicht siehe Bild 26

Bild 25. Gouverneurgefäß

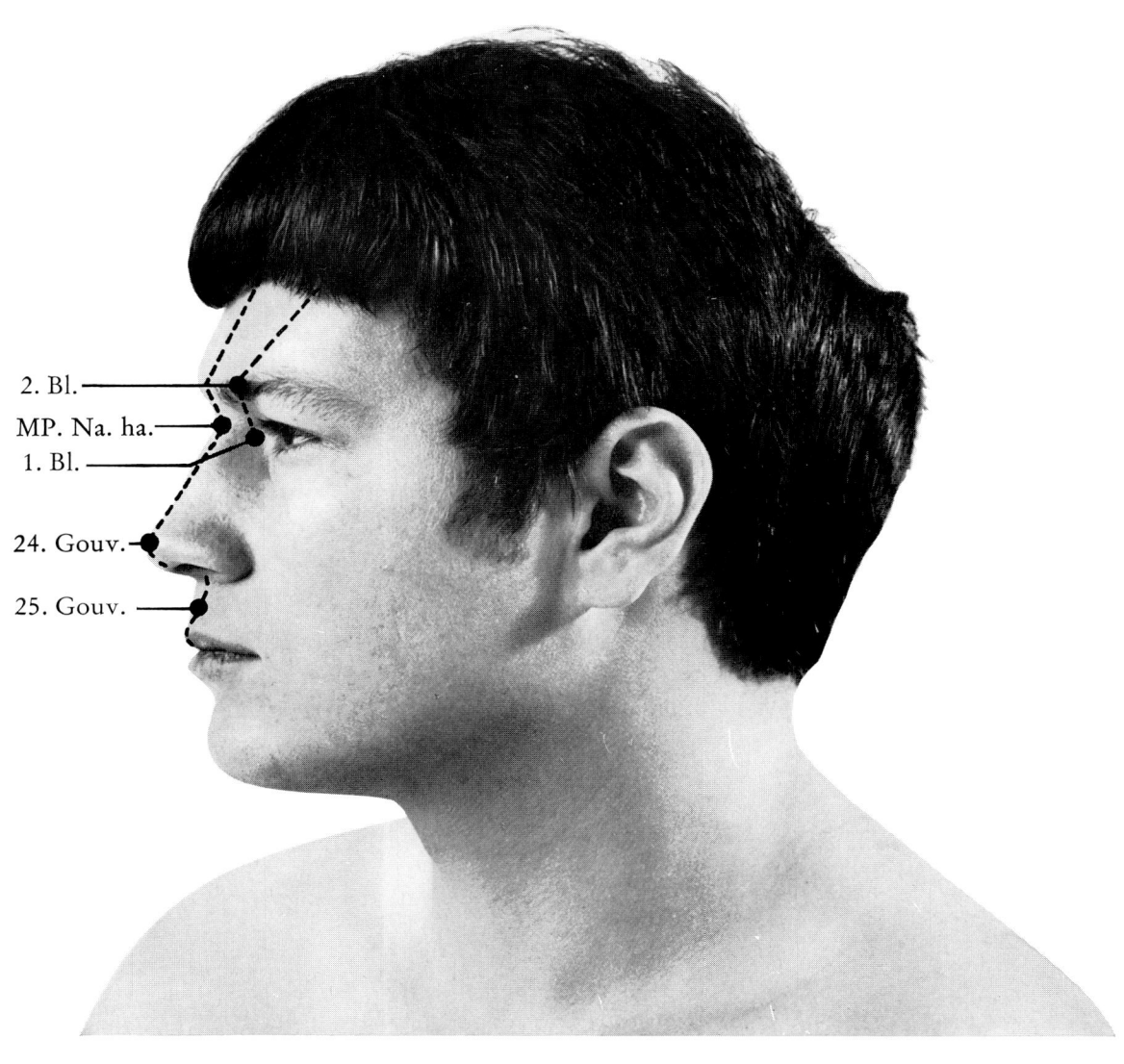

2. Bl.

MP. Na. ha.

1. Bl.

24. Gouv.

25. Gouv.

Bild 26. Verlauf des Blasenmeridians und des Gouverneurgefäßes im Gesicht

Na. ha. = MP. Nasenhöhlendach

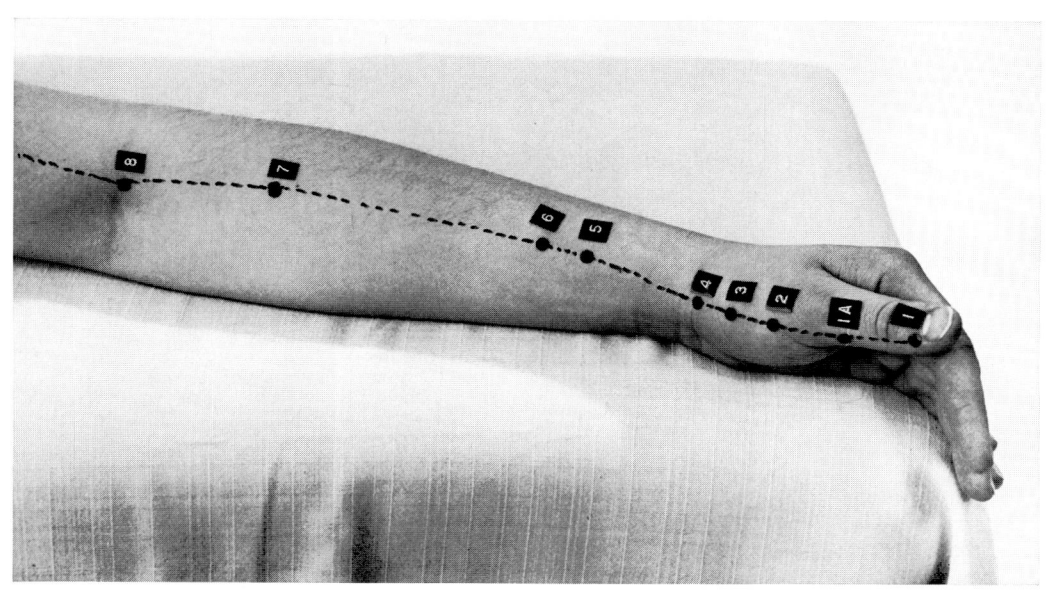

Bild 27. Verlauf des Lymphgefäßes an Hand und Unterarm

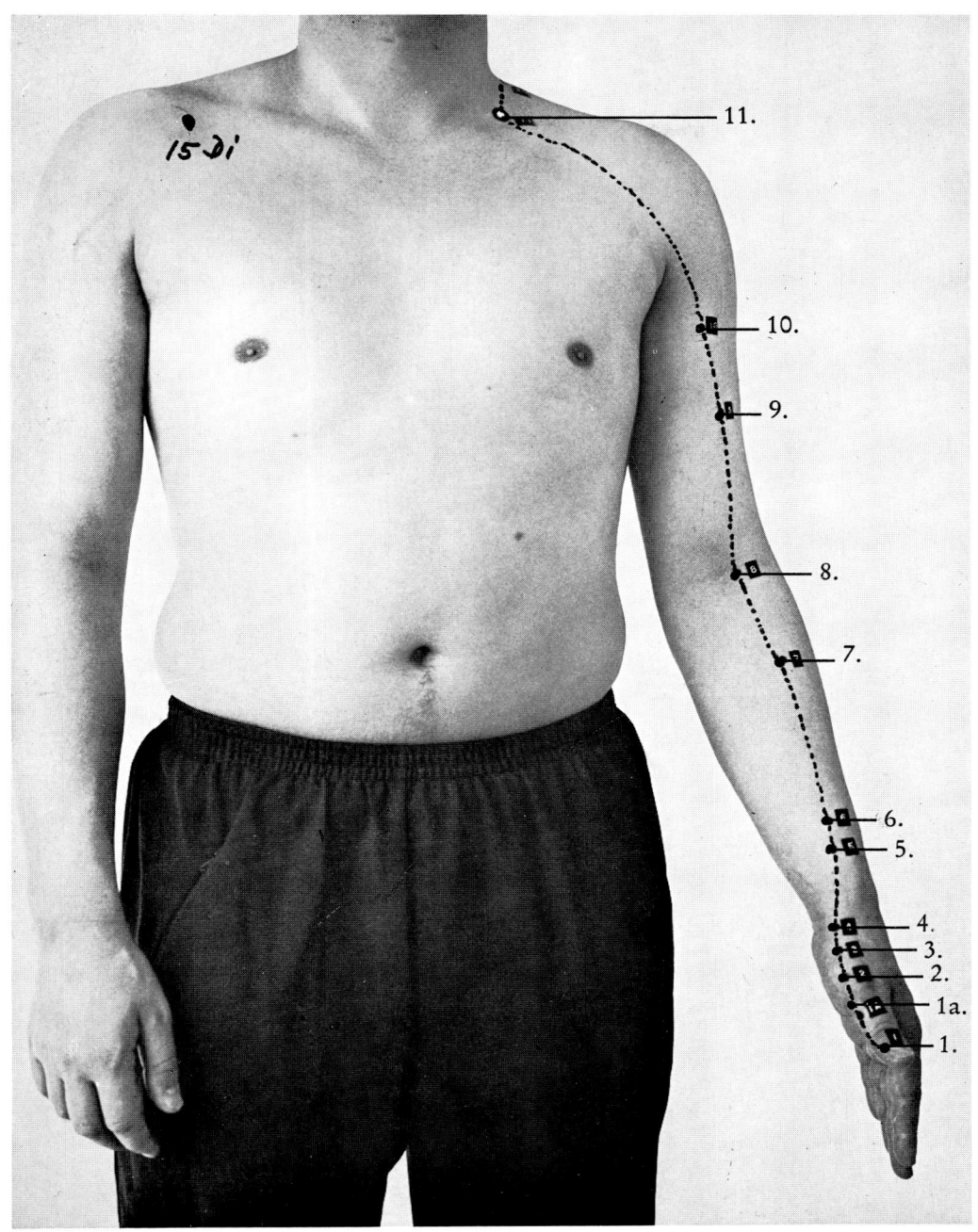

Bild 28. Verlauf des Lymphgefäßes bei angelegtem Arm

Auf dieser Abbildung ist eingezeichnet der 15. Dickdarmpunkt = 1. Meßpunkt für das Schultergelenk, gelegen im Trigonum deltoideo-pectorale (Mohrenheimsche Grube), siehe Tafel 18, Seite 47 und Tafel 7, Seite 25

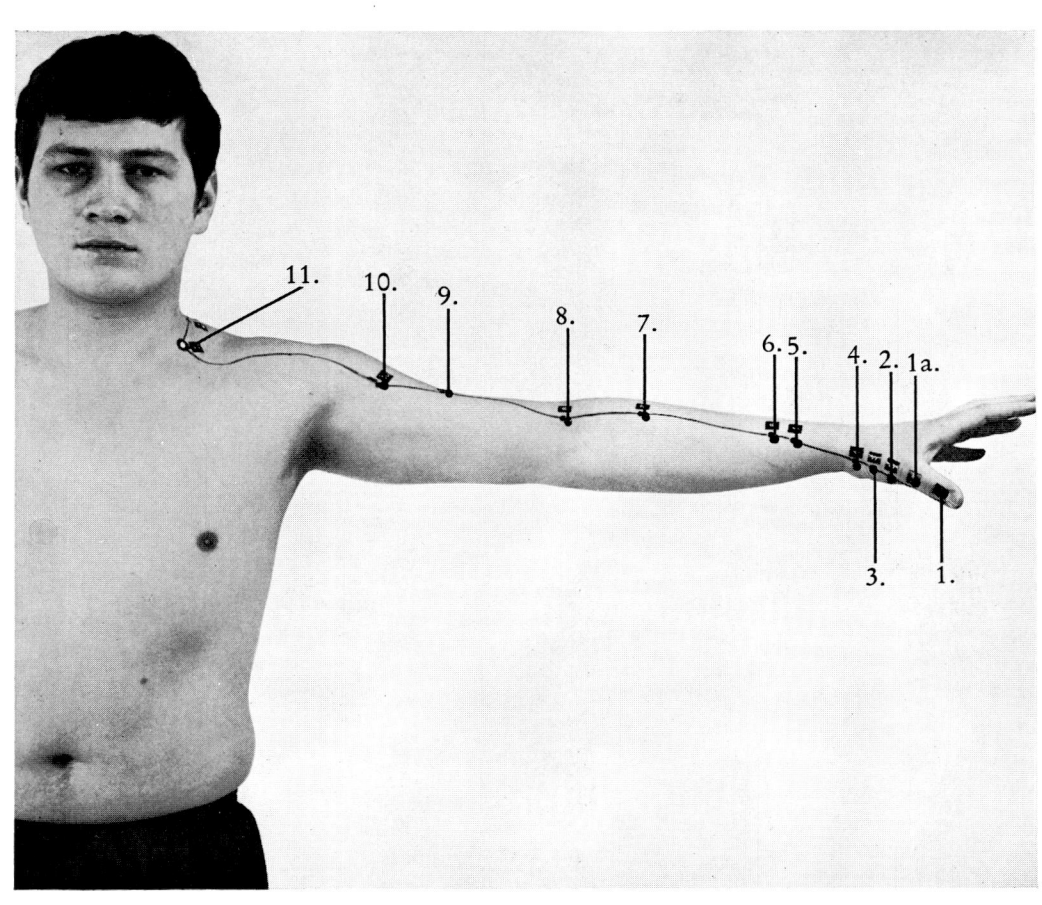

Bild 29. Verlauf des Lymphgefäßes bei horizontal erhobenem Arm

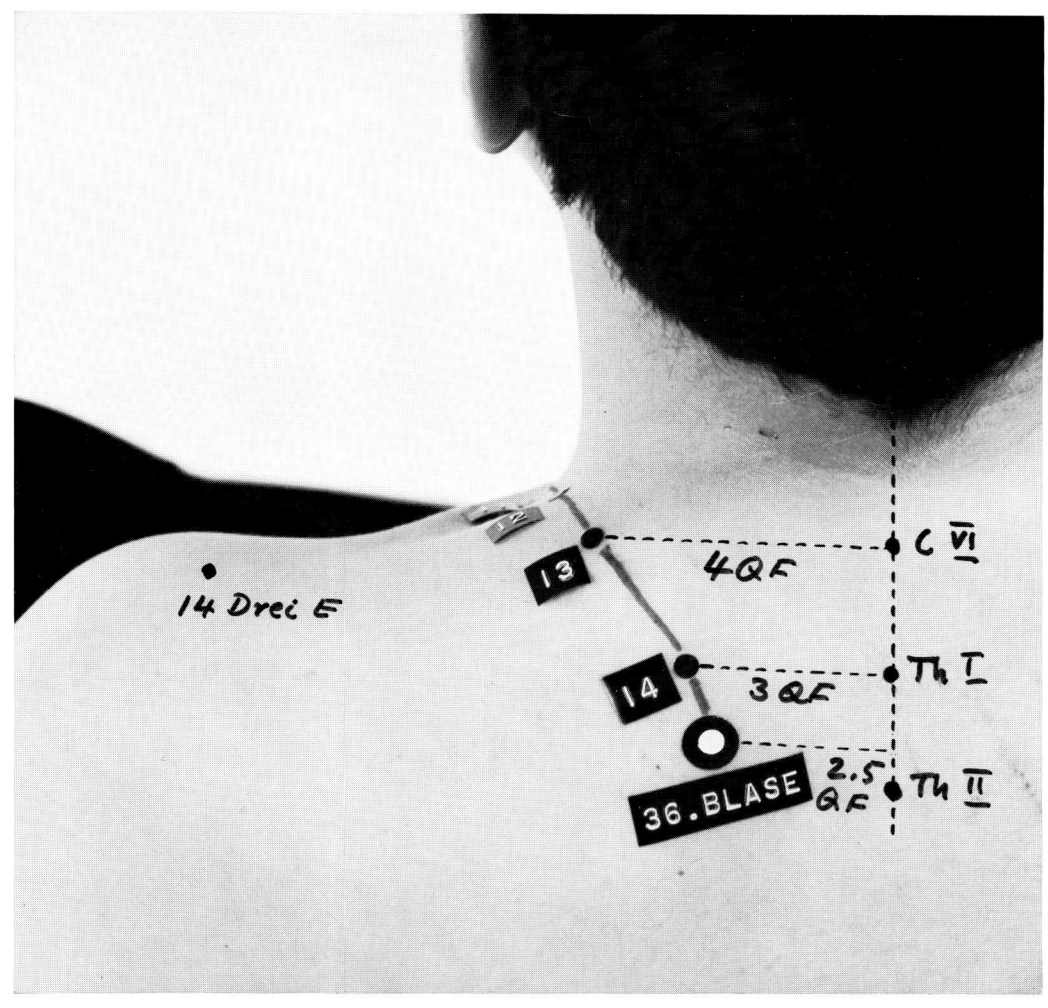

Bild 30. Verlauf des Lymphgefäßes über die Schultergegend

Der 13. Lymphgefäßpunkt hat von der Rückenmittellinie 4 QF Abstand, der 14. Lymphgefäßpunkt 3 QF und der 36. Blasenpunkt, im 1. Interkostalraum gelegen, in den das
Lymphgefäß einmündet, hat einen Abstand von 2½ QF. Auf der Abbildung ist ferner
der 14. Dreifacherwärmer als Meßpunkt für das Schultereckgelenk eingezeichnet, siehe
auch Tafel 18, Seite 47

Abkürzungen bei den Diagrammen

Bl.   = Blase
Di.   = Dickdarm
Dü.   = Dünndarm
3 E   = Dreifacherwärmer
Gbl.   = Gallenblase
Gouv.   = Gouverneurgefäß
He.   = Herz
Konz.   = Konzeptionsgefäß
Kr.   = Kreislauf
Le.   = Leber
Lu.   = Lunge
Ly.   = Lymphgefäß
Ma.   = Magen
Mi.   = Milz
Pa.   = Pankreas

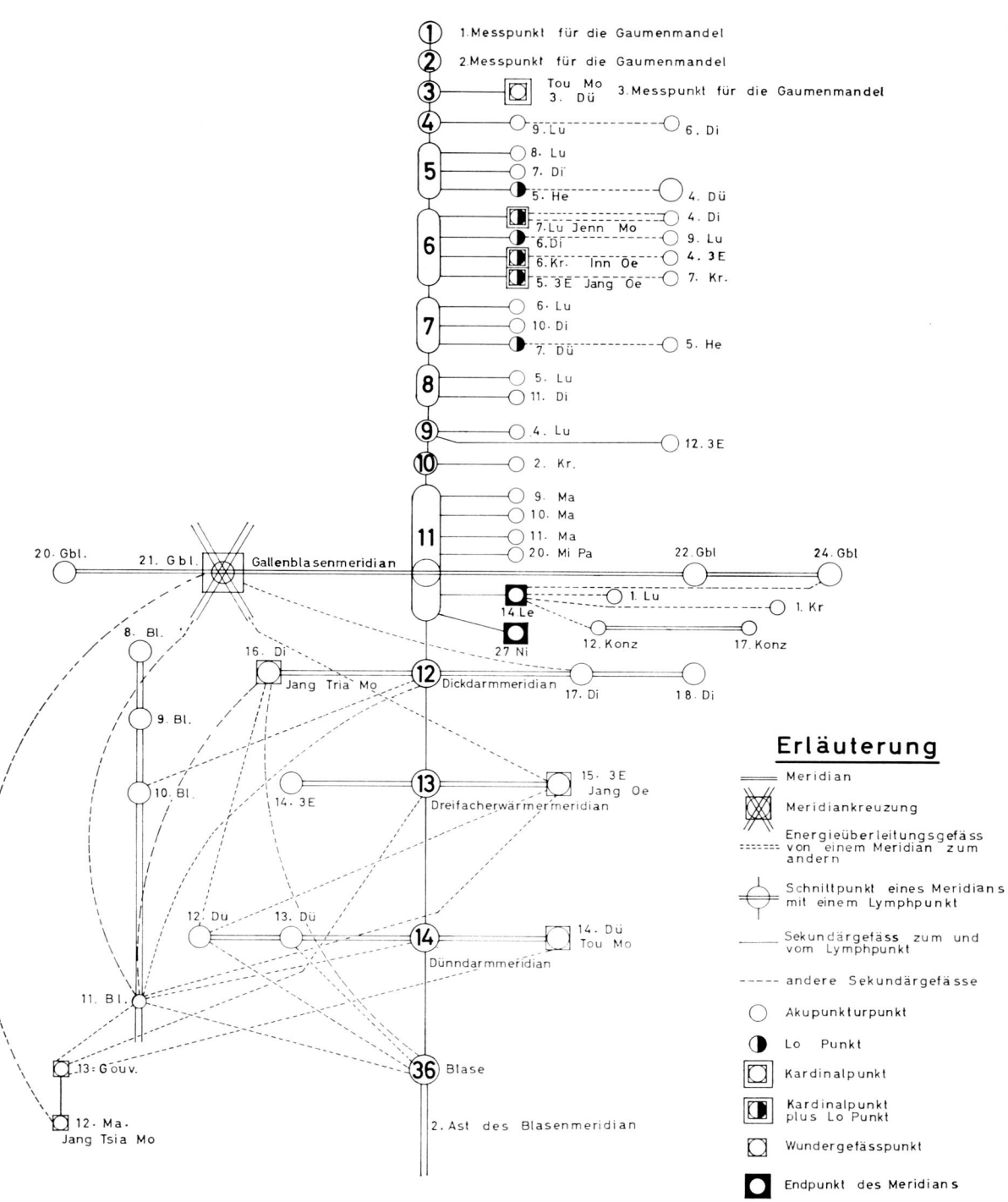

1. Lymphgefäß mit Sekundärgefäßen

(siehe Textband vorletztes Kapitel)

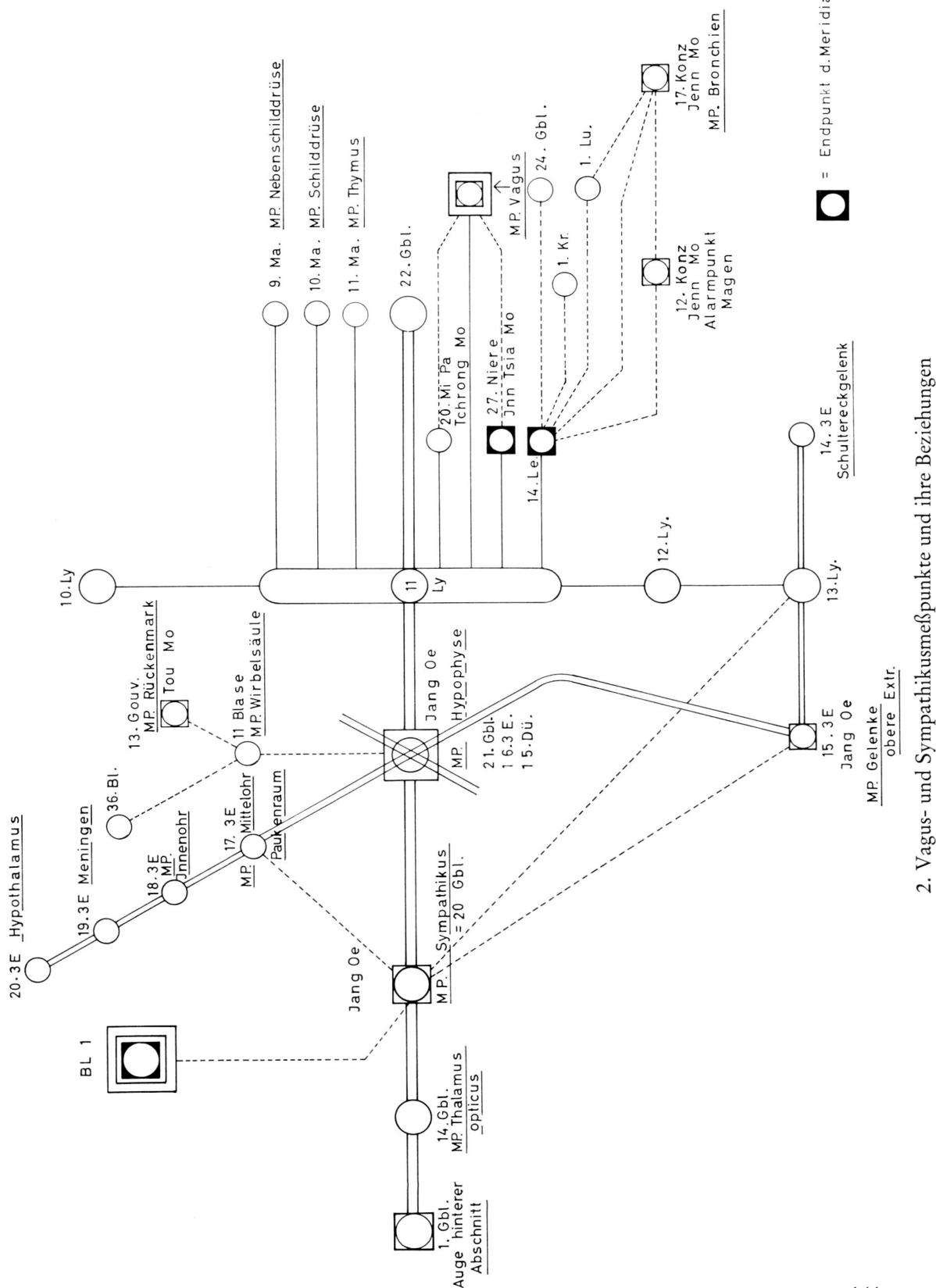

20.3E _Hypothalamus_

19.3E _Meningen_

18.3E
MP.
Innenohr

17.3E
MP. _Mittelohr_
Paukenraum

Jang Oe

BL 1

14. Gbl.
MP. Thalamus
opticus

1. Gbl.
Auge hinterer
Abschnitt

10.Ly

13. Gouv.
MP. Rückenmark
Tou Mo

36. Bl.

11 Blase
MP. Wirbelsäule

MP. _Sympathikus_
= 20 Gbl.

Jang Oe
Hypophyse

MP.
21. Gbl.
16.3 E.
15.Dü.

11
Ly

12.Ly.

13.Ly.

15.3 E
Jang Oe

MP. Gelenke
obere Extr.

14.3 E
Schultereckgelenk

9. Ma. MP. Nebenschilddrüse

10. Ma. MP. Schilddrüse

11. Ma. MP. Thymus

22. Gbl.

20. Mi Pa
Tchrong Mo

27. Niere
Jnn Tsia Mo

14. Le

MP. _Vagus_

24. Gbl.

1. Lu.

1. Kr.

12. Konz
Jenn Mo
Alarmpunkt
Magen

17. Konz
Jenn Mo
MP. _Bronchien_

☐ = Endpunkt d. Meridians

2. Vagus- und Sympathikusmeßpunkte und ihre Beziehungen
(siehe Textband vorletztes Kapitel)

141

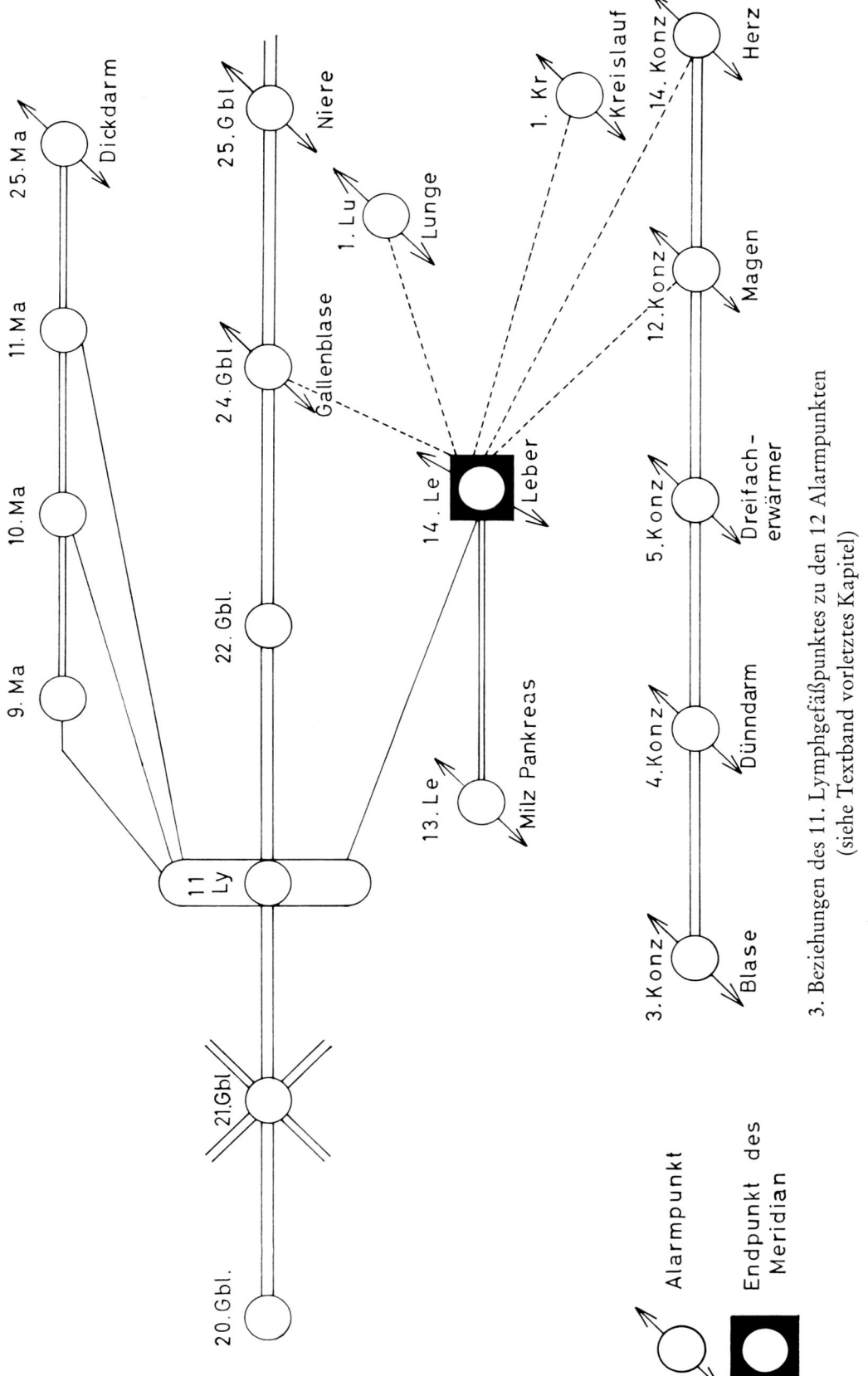

Dickdarm

25.Ma

11.Ma

10.Ma

9.Ma

Niere

25.Gbl.

Lunge

1.Lu

Kreislauf

1.Kr

Herz

14.Konz

Gallenblase

24.Gbl.

12.Konz

Magen

22.Gbl.

Leber

14.Le

11
Ly

Milz Pankreas

13.Le

Dreifach-
erwärmer

5.Konz

Dünndarm

4.Konz

Blase

3.Konz

21.Gbl.

20.Gbl.

3. Beziehungen des 11. Lymphgefäßpunktes zu den 12 Alarmpunkten
(siehe Textband vorletztes Kapitel)

Alarmpunkt

Endpunkt des
Meridian

143

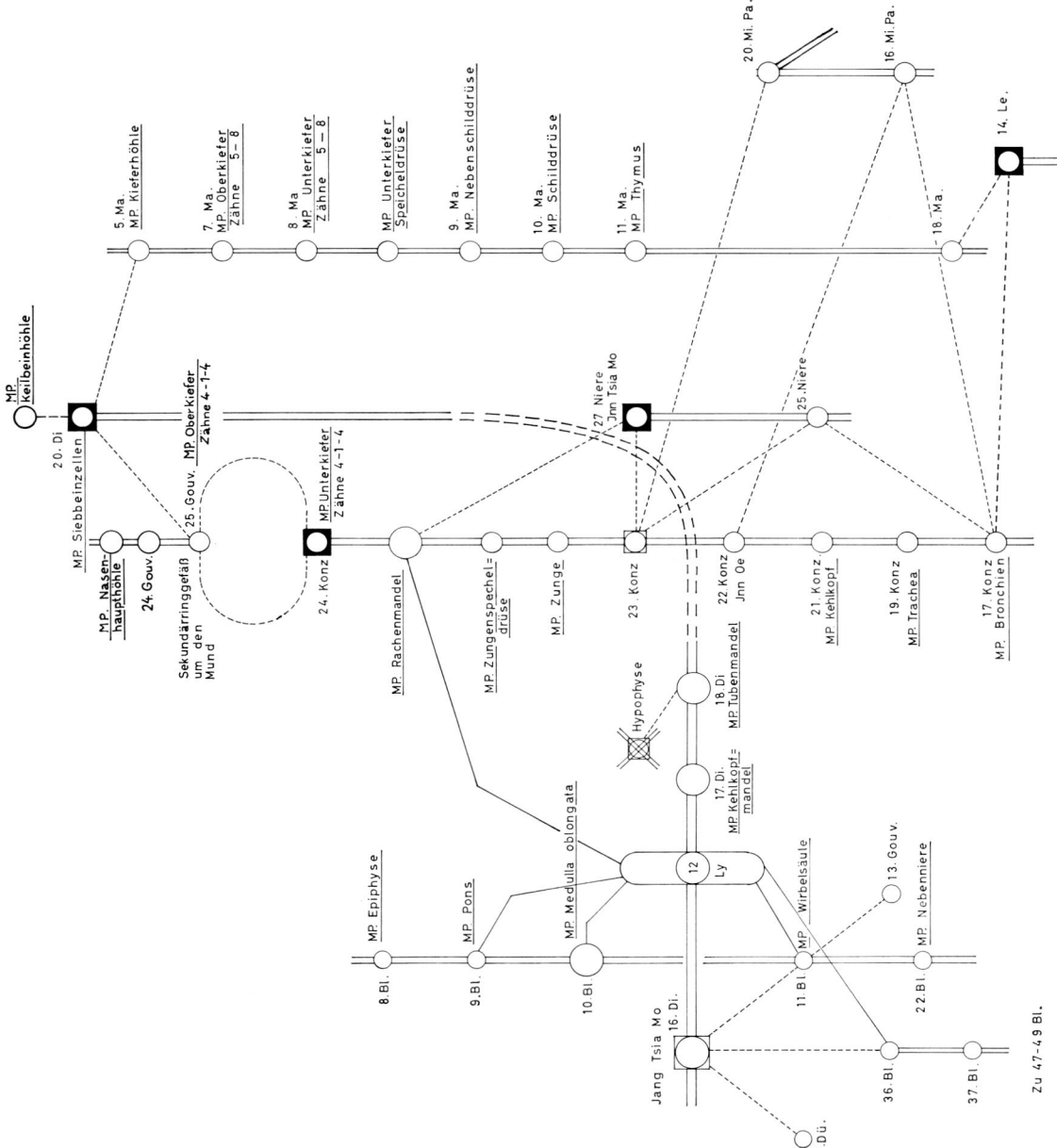

4. Beziehungen der Rachenmandel zum Lymphgefäß und zu den Meridianen
(siehe Textband vorletztes Kapitel)

145

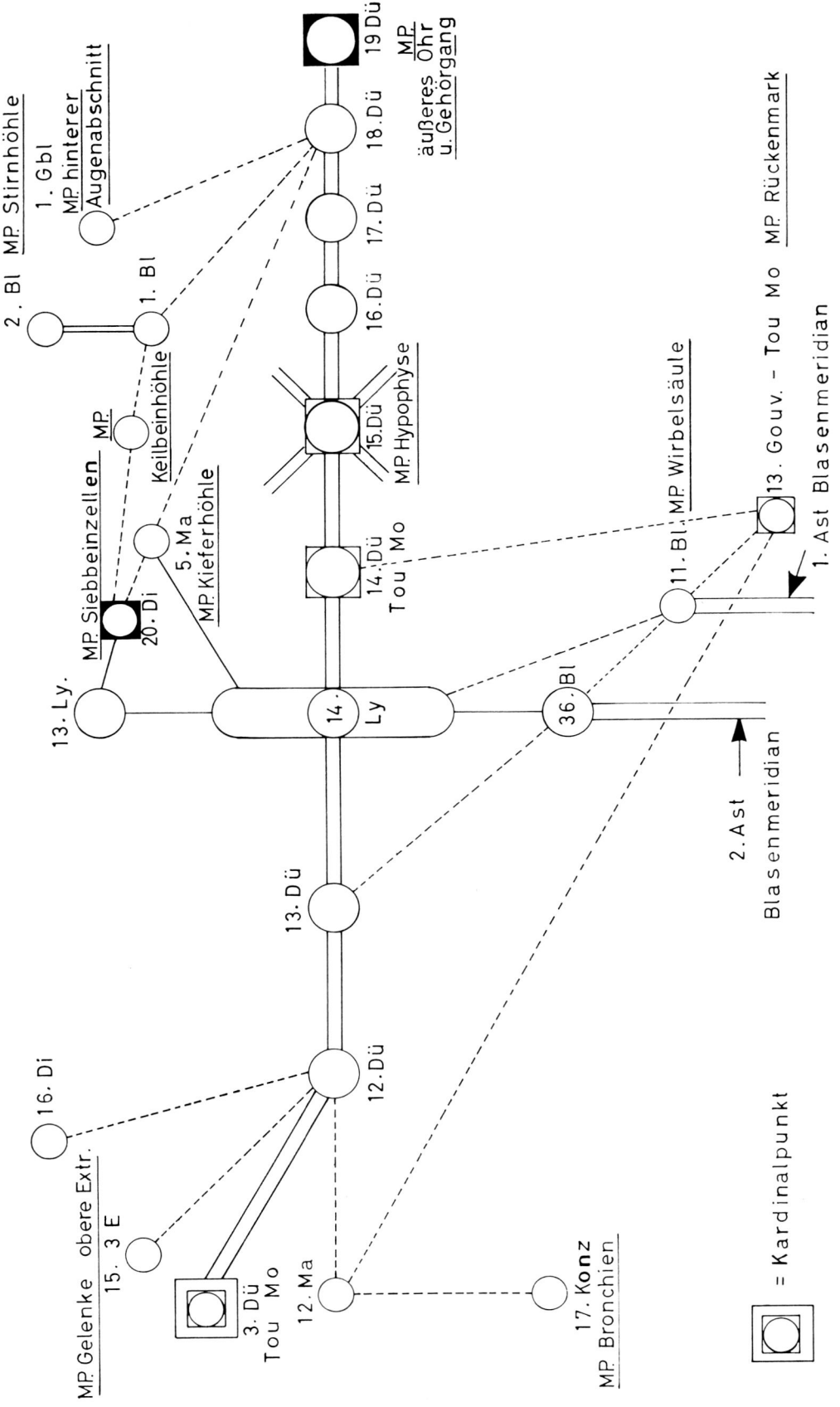

2. BI   MP. Stirnhöhle
1. Gbl
MP. hinterer Augenabschnitt

MP. Siebbeinzellen
MP. Keilbeinhöhle

MP. Kieferhöhle

MP. Hypophyse

MP. Gelenke   obere Extr.

MP. Bronchien

äußeres Ohr u. Gehörgang   MP.

MP. Wirbelsäule

MP. Rückenmark

5. Beziehungen der Siebbeinzellen und der Keilbeinhöhle zum Lymphgefäß
(siehe Textband vorletztes Kapitel)

= Kardinalpunkt

147

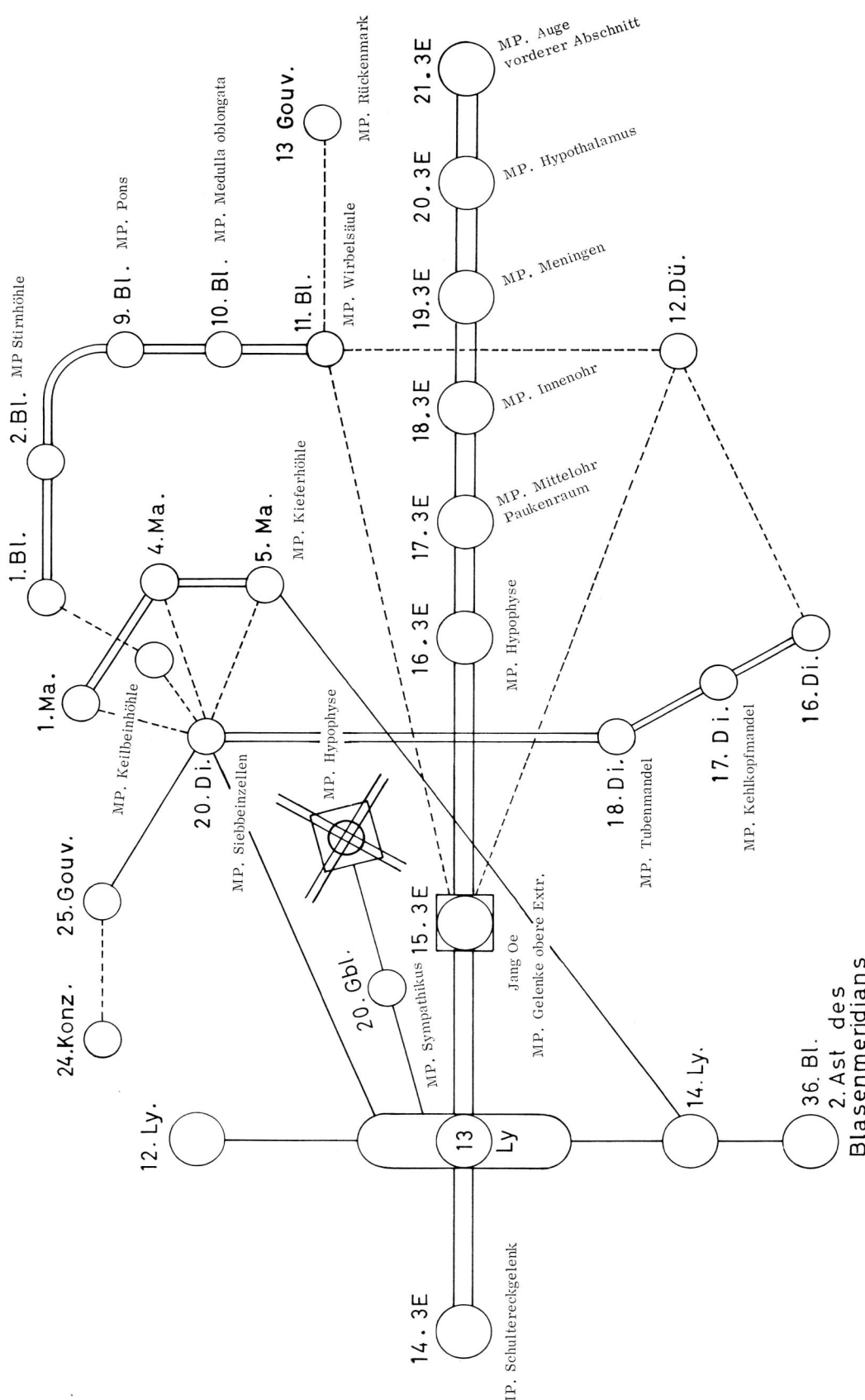

MP. Auge vorderer Abschnitt — 21.3E

MP. Hypothalamus — 20.3E

MP. Meningen — 19.3E

MP. Innenohr — 18.3E

MP. Mittelohr Paukenraum — 17.3E

MP. Hypophyse — 16.3E

MP. Rückenmark — 13 Gouv.

MP. Pons — 9. Bl.

MP. Medulla oblongata — 10. Bl.

MP. Wirbelsäule — 11. Bl.

MP Stirnhöhle — 2. Bl.

1. Bl.

MP. Kieferhöhle — 4. Ma. / 5. Ma.

1. Ma.

MP. Keilbeinhöhle

MP. Siebbeinzellen — 20. Di.

MP. Hypophyse

25. Gouv.

24. Konz.

12. Ly.

20. Gbl.

MP. Sympathikus — 15.3E

Jang Oe
MP. Gelenke obere Extr.

13 Ly

14.3E

MP. Schultereckgelenk

14. Ly.

36. Bl.
2.Ast des
Blasenmeridians

12. Dü.

MP. Tubenmandel — 18. Di.

MP. Kehlkopfmandel — 17. Di.

16. Di.

6. Beziehungen der Kieferhöhle zum Lymphgefäß
(siehe Textband vorletztes Kapitel)

149

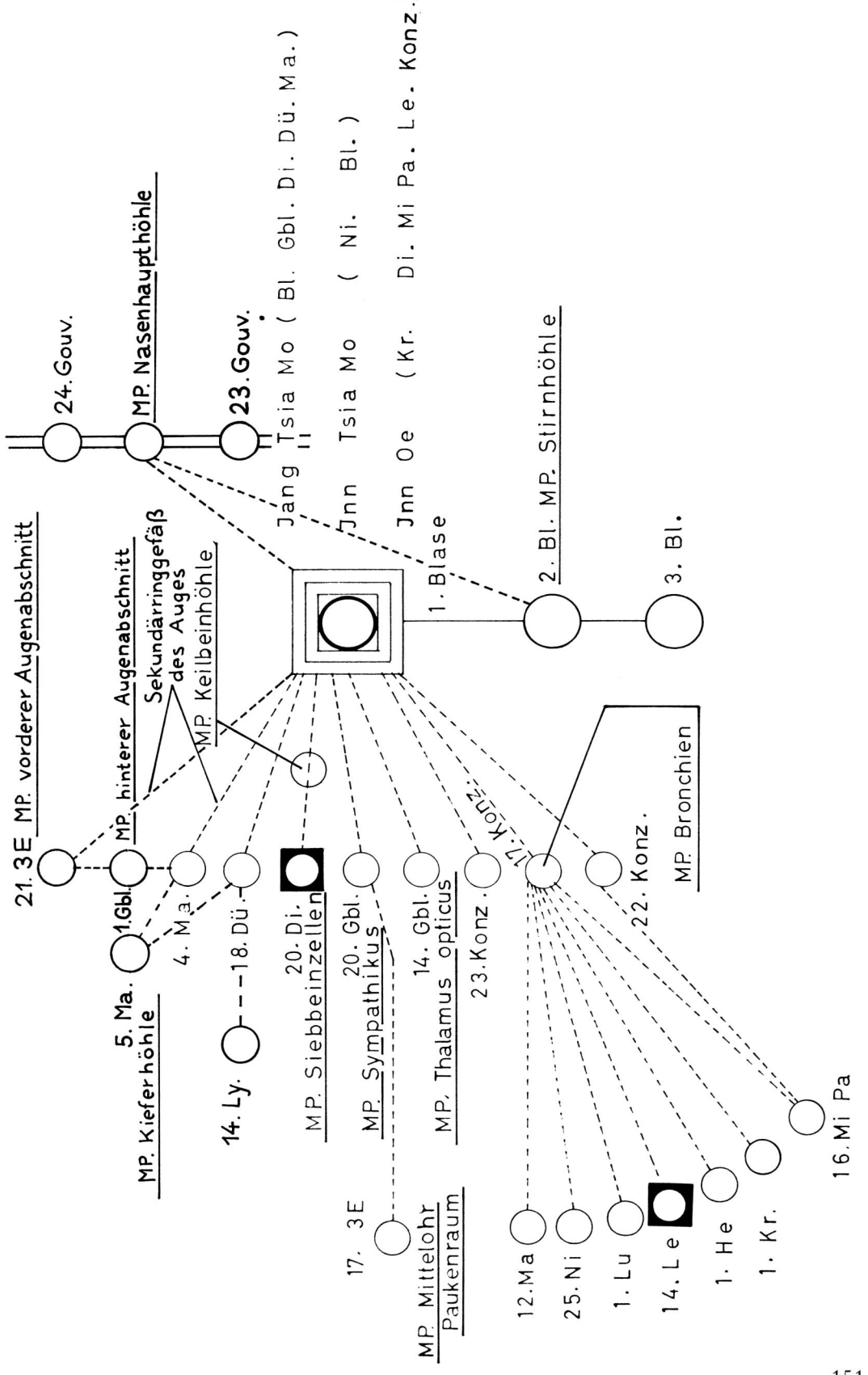

7. Stirnhöhle und ihre Nachbarschaftsbeziehungen
(siehe Textband vorletztes Kapitel)

151

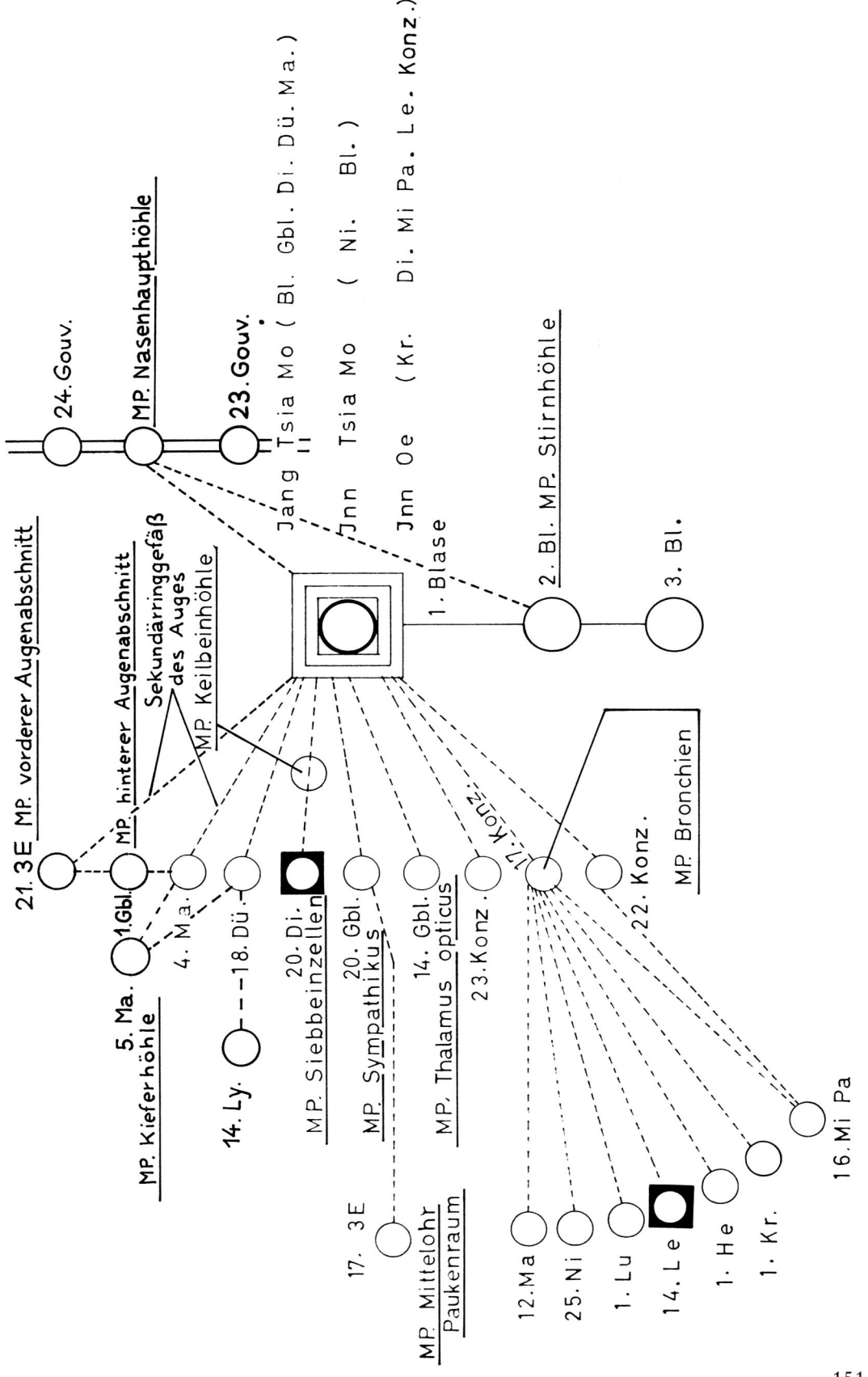

7. Stirnhöhle und ihre Nachbarschaftsbeziehungen
(siehe Textband vorletztes Kapitel)

151

Register der deutschen Nomenklatur

Die Textseitenzahlen beziehen sich auf die 2. und 3. Auflage des Textbandes

Register der lateinischen Nomenklatur

Lagebeschreibung der Punkte für die einzelnen Wirbelsäulenabschnitte (im Textband nicht beschrieben).

Meßpunkt Halswirbelsäule = 6. Dünndarm.

Lage: Über dem Ansatz des Processus styloideus ulnae am Knochenwirbel zwischen Schaft und Processus. Aufsuchen durch Strichtechnik.

Meßpunkt Brustwirbelsäule = 29. Blase.

Lage: In Höhe des 3. Foramen sacrale unterhalb des Kreuzdarmbeingelenkes über dem Außenrand des Kreuzbeines gelegen.

Meßpunkt Lendenwirbelsäule, Kreuzbein und Steißbein = 61. Blase.

Lage: An der Außenseite des Calcaneus am Beginn des Vorsprunges des Processus lateralis tuberis calcanei (Fersenbeinhöcker).

Suchtechnik:

Man fährt mit dem Punktgriffel an der Hinterkante des Corpus calcanei von vorn und hinten und bleibt dann am Knochenwinkel von Außenkante und Fersenbeinhöcker hängen.

Lagebeschreibung des Meßpunktes Reizleitungssystem.

Meßpunkt Reizleitungssystem = 7. Herz.

Lage: Über der Articulatio intercarpea proximal bzw. unterhalb des Hamulus ossis hamati in der Eminentia carpi ulnaris, die vom Os pisiforme und Hamulus ossis hamati gebildet wird.

ELEKTRO-AKUPUNKTUR

nach Dr. VOLL mit

EAV — Dermatron oder   — Junior
— Analysator   — Schreibgerät
— Reisegerät   (m. Wert- und Druckaufzeichnung)

EAV-DERMATRON

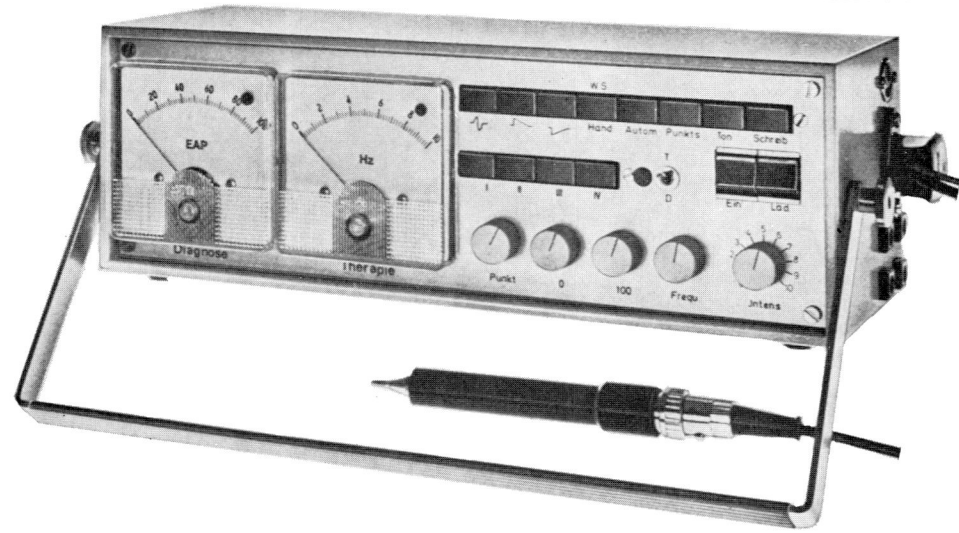

ermöglichen: ○ funktionelle Organ- und Gewebsdiagnostik über den Energie-
haushalt
○ Therapie mit niederfrequenten Kippschwingungsimpulsen
○ Medikamententestung

EAV-Reisegerät

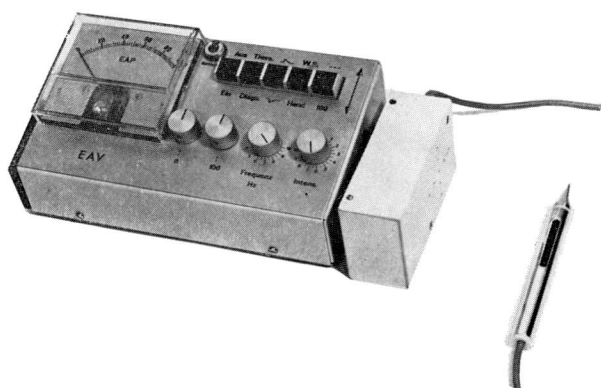

HERSTELLER:

Pitterling Electronic

8 München 40, Akademiestraße 5
Telefon (08 11) 34 72 81

VERTRIEB:

KRAISS u. FRIZ

7 Stuttgart 1, Neckarstraße 182
Telefon (07 11) 4 06 58

EAV — SCHREIBGERÄT

mit Wertaufzeichnung oder simultaner Wert- **und** Druckaufzeichnung

○ **Dokumentation**
○ **Rationalisierung**
○ **Statistik**

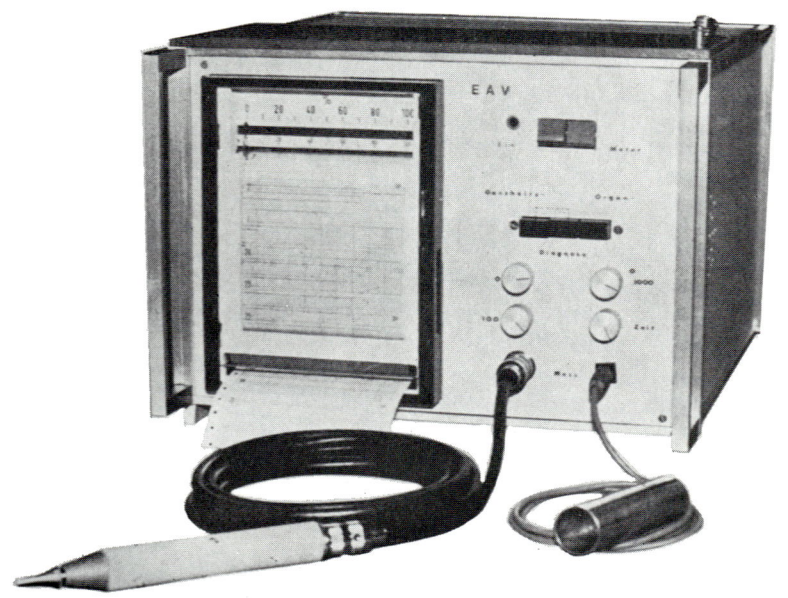

○ EAV-SOMAGRAMM
  simultane Wert- und Druckaufzeichnung

Pitterling Electronic 8 MÜNCHEN 40, AKADEMIESTRASSE 5,
TELEFON (0 89) 34 72 81